향기치료

MEDICAL AROMATHERAPY

향기치료

좋은 향을 맡으면 좋은 기억이 떠오른다

이주관 지음

청홍

나의 목적은 **"향기치료"**를 이용하여 모든 증상에서 벗어나게 하는 것

　자연 공간이 부족한 도시에서 받는 모든 병을 "자연치유" 즉 "향기치료"를 이용하여 치유하고자 한다. 이 책의 목적은 향기(아로마)가 우리의 몸과 마음에 주는 영향을 의료적 견지에서 전달하고자 하는 것이다.

　특히 오감(五感) 중에서도 '냄새' 후각계는 자극을 가장 강하게 받아들이는 뇌의 부위이며, 각각의 향 입자들이 다른 모양을 하고 그 모양에 따라 각기 다른 자극을 뇌에 전달한다.

　두뇌(頭腦)의 변연계에 전달된 방향 입자는 분석이 이루어진 후, sedative(진정)·reaxing(긴장완화)·euphoric(행복감)·stimuiating(자극) 등의 효과를 지닌 신경화학물질을 생성한다. 이 신경화학물질은 상부, 중부, 하부로 나누어진 뇌하수체에 영향을 주어 갑상선자극호르몬(TSH), 황체자극호르몬(LTH), 부신피질자극호르몬(ACTH), 난포자극호르몬(PSH), 황체형성호르몬(LH), 성장호르몬(GH) 분비를 조절하고, 밸런스를 맞추어 건강한 신체를 유지하게 된다.

오늘날 발달된 현대의학의 시대에 해를 거듭할수록, 이 오래된 뇌에 대해 '냄새'의 작용에 대해서 주목하고 있으며, 또한 기대를 하고 있다는 것을 더욱 많은 독자에게 이해시키고자 이 책을 집필하게 된 계기이다.

의료계는 '질병의 원인을 치료한다. 나타나는 증상을 소실 내지는 완화시킨다'는 것을 목표로 하여, 한의학의 보조요법을 확립시킴으로써 진보를 거듭해왔다. 예전에는 불치병으로 여겨져 왔던 암도, 지금에는 고칠 수 있는 질병이 되고 있다. 앞으로 의료의 발전과 더불어 치매증, 중증 알츠하이머병 등의 난치성 질환들도 '고칠 수 있는 질병'으로 바뀌어 가는 것이 점점 많아질 것이다.

향기치료는 치료 목적을 위한 제 증상에 대한 대체 보완 의료로써, 실제로 효과를 높이고 있으며, 다수의 의료기관에서 점점 더 많이 도입하는 일이 전 세계적으로 진행되고 있다. 이제부터는 한의학에서도 메디컬 향기치료(아로마테라피) 통합의료의 주자로써 지위를 확고히 하여, 환자 '생활의 질'과 일상생활 동작을 개선 및 향상으로 연결되어 갈 수 있도록 조속히 노력해야 한다고 생각하고 있다.

향기가 뇌에 미치는 작용은 상상 이상으로 크며, 몸에 흡수되는 것은 미량이기 때문에 경구투여 약제와 비교해서도 내장이나 인체에 미치는 부작용이 적다는 것도 알려져 있다.

한의 자연요법학회는 "향기치료"를 의료에 응용하기 위해서 임상의를 중심으로 설립된 의료종사자의 학술단체이다.

의료 분야에 응용하기 위해서는 과학적 근거에 기초해야 한다는 의지를 가진 학회회원들이 모여서 적극적인 활동을 해나가고 있다. 1996년 학회 설립부터 27년이 경과하면서 향기치료의 의학적 연구는 점점 활성화되고 있다. 국제적으로도 영향력이 있는 논문이나 성과 발표가 속속 이루어지고 있고, 신뢰할 만한 과학적 근거를 토대로 의료 분야에서 도입이 진행되고 있는 향기치료에 관해서도 소개할 것이다.

향기와 뇌의 관계에 대한 최신 연구를 일반인에게 쉽게 전달하려는 것이 이 책의 목적이며, 향기가 사람의 몸과 마음에 미치는 작용에 대해서, 독자들의 이해가 깊어질 수 있다면 저자로서 행복하겠다.

저자 이주관

Contents

제 1 장

향기치료는
직접적으로
뇌에 작용

~후각의 메커니즘

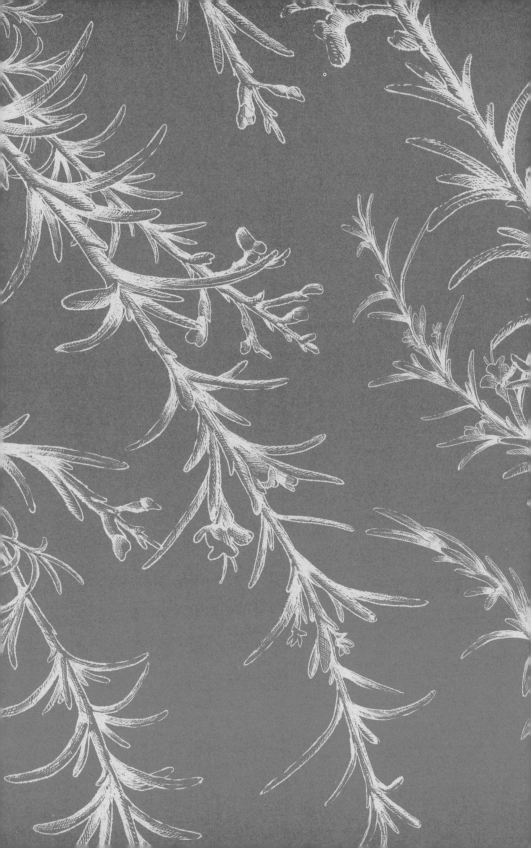

식물에서 추출한 천연 성분

향기치료(aromatherapy, 아로마테라피)는 향(aroma)과 치료 (therapy)의 합성어로, 정유를 이용하는 의료행위이며, 메디컬 아로마테라피라고도 한다. 정유(essential oil) 혹은 희석한 정유 를 사용하여 질병 예방과 치료에 응용하는 새로운 개념의 전통 치료법이다.

정유는 다양한 종류의 나무·식물·풀·꽃·뿌리 등에서 추출 한 천연 성분으로, 인체 호르몬에 필수불가결하다. 육상 "식물의 힘"도 정유를 통해서 추출될 수 있다.

약으로 사용 가능한 정유는 약 70~100여 종으로 알려져 있 다. 개별적으로 쓰일 수도 있고, 목적에 따라 2~4종류를 혼합해 서 사용할 수도 있다. 각 종류별로 추출 부위가 달라진다.

예를 들어 레몬은 껍질에서, 쥬니퍼는 열매에서, 로즈메리는 꽃잎 등에서 추출한다.

5000년 역사를 가진 향기요법은 고대 이집트의 왕족 및 귀족

층이 애용한 우수한 치료법으로 전해지고 있다. 고대 그리스 의학자 히포크라테스도 "건강 유지의 비결은 약초 정유의 목욕과 흡입, 마사지를 매일하는 것이다"라고 했다.

최근 화학적이며 부작용이 많은 서양의학의 문제점을 대체할 치료법으로 천연 재료를 이용한 아로마테라피가 주목을 받고 있다. 이미 유럽, 미국, 일본 등 선진국에서는 부작용 없이 효과적인 자연 치료로 향기요법이 활용되고 있다. 인류가 향기의 신체적, 정신적 약리작용에 눈뜨게 된 것은 나무를 태울 때 나는 좋은 냄새가 마음을 가라앉히고, 신성한 느낌을 받게 되면서 고대의 종교적인 의식이나 제례에 좋은 향이 나는 향나무를 제단에서 태웠다.

가장 먼저 식물 방향 성분의 특성을 이해하고 사용한 것은 고대 이집트로 전해진다. 살균작용을 하는 몰약이나 유향 등은 미라를 만들 때, 부패 방지 용도로 쓰였다. 기원전부터 육상 식물과 그 방향 성분은 예방과 치료에 주로 사용되었다. 중국·일본 한의학, 인도의학(아유르베다), 아랍의학도 근본은 같으며, 다만 사용된 국가와 지역이나 방법이 달랐을 뿐이다.

모든 정유는 소독 및 방부 효과가 뛰어나며, 100% 순수 자연 성분으로 생명력을 가지고 있다. 식물에서 추출되는 정유의 양은 전체 식물의 양에 비해 극히 소량이다. 대부분 정유 값은 그 추출량에 반비례한다. 정유 추출 방법도 까다롭고, 추출 시기도 적절한 때가 아니면 그 효능이 달라지는 등 세심한 주의가 필요하기 때문이다.

완제품으로써의 정유(예외: 라벤더, tea tree, 박하 등은 소량의 원액을 사용한다)는 항상 희석한 상태로 사용해야 한다. 희석 매개체(베이스 오일)로 사용되는 정유도 있다. 응용법을 대략적으로 구분하면 다음과 같다.

공기: 흡입법, 가습기, 램프, 네블라이저

물: 목욕, 좌욕, 사우나, 습포

식물성 오일, 로션, 크림: 마사지, 통증 크림, 화장품

향기는 뇌에 직접 작용한다

일상 중에 여러 가지 향이나 냄새를 느낄 수 있다. 막 끓인 커피 향이나 화초, 초목의 향기, 게다가 무미·무취이어야 할 물이나 무기물인 금속 향도 느낄 수 있다. 그렇다면 어떻게 해서 다양한 향이나 냄새를 감지할 수 있을까? '당연히 코로 냄새를 맡는 거 아닌가?'라고 말할 것이다. 절반은 맞는 말이다. 코만으로는 향을 느끼는 건 아니다. 피부로도 느끼며, 여러 감각기관으로도 느낄 수 있다. 어떤 냄새인지 식별하는 것은 뇌 후각야(嗅覺野)이다. 인간 후각은 비교적 예민하다. 감각별로 느끼는 시간을

보면 후각 0.5초, 압각 0.9초, 청각 0.1초 등으로 알려져 있다.

후각야로 전달된 향기 입자는 기억력, 감정 상태에 영향을 미치며, 특히 호르몬 밸런스를 조절한다. 이는 신체적, 감정적으로 치료할 가능성을 높여주는 근거가 된다. 향긋한 냄새를 맡으면 기분이 좋아지며, 맛좋은 음식 냄새를 맡으면 식욕을 자극하며, 특정 냄새를 맡으면 과거가 연상되는 등 기억력을 향상시키는 등의 작용을 한다.

사람의 건강한 후각 기능은 최대 10,000종의 향이나 냄새를 구분한다. 한편으로 후각 기관은 쉽게 피곤해지도록 만들어졌다. 이를테면 인간의 배설물인 대변이나 오줌 등 역한 냄새의 경우, 몇 분 지나면 무감각해져 아무렇지도 않다. 참으로 오묘한 인체의 신비인 것이다.

향이란 공기 중에 떠다니는 육안으로는 구별할 수 없는 작은 휘발성 분자이다.[1]

같은 휘발성 분자라도 냄새를 감지하지 못하는 물질이 있다. 예를 들어 도시가스 분자는 사람이 감지하지 못한다. 냄새가 없기에 가스 누출을 깨닫지 못하고 사고로 이어질 우려가 있다. 느

---

1) 휘발성 분자는 휘발 물질에 따라 분자의 형태가 달라진다. 그리고 화학식에 따라 아주 약간의 차이가 있거나 혹은 구성 요소는 같으나, 분자 결합 방식에서 다르면 향도 다르다.

향기치료——좋은 향을 맡으면 좋은 기억이 떠오른다

낄 수 없는 것과 느낄 수 있는 차이는 후세포(嗅細胞; 후각 세포)에 있는 후각수용체가 포착할 수 있는지 없는지의 차이이다.

인간이 발견한 향이란 지금까지 약 40만 종류가 있는 것으로 알려져 있다. 그리고 인간의 후세포가 포착할 수 있는 것은 3,000~10,000가지이다. 인간의 후각 능력은 개의 1백만 분의 1 정도 수준으로 알려져 있다.

일본에서 개발한 fMRI장치(기능성 자기공명영상 장치) 덕분에 향의 화학적(化學的) 구조를 제대로 규명할 수 있었다. 이 결과 많은 부분에서 종래의 알려진 상식을 뒤집었다. 예컨대 향의 자극에 의해서 일어나는 뇌(腦) 안의 여러 부위의 활동을 해명할 수 있게 되었다.

후구에서 후삭, 편도체, 시상하부, 해마, 시상 등을 거쳐 대뇌 피질 후각야까지 정보가 전달되는 행로가 명확히 밝혀지게 되었다. 이는 치매 환자의 뇌 기능에 대해서도 분석할 수 있는 단초가 될 수 있다.

향기치료를 위해서는 일반적으로 흡입이 가장 널리 알려져 있고, 정유가 인체에 가장 빨리 도달하는 방법이 코로 들이마시는 방법이다. 따라서 향이나 냄새가 뇌에 도달하기까지의 과정을 개략적으로 살펴볼 필요가 있다. 우선 비강(코)을 통해 향이나 냄새가 느껴지는 부분이다.

비강과 후상피

①비강(鼻腔) 속 상부에는 후각을 느끼는 후각기가 존재한다. 대기 중에 떠다니는 향 분자는 코로 흡입되어 비강 상부에 도달해서 후상피(嗅上皮)에 작용한다.

②후상피에는 냄새를 식별하는 특수한 신경조직인 후세포가 1,000~2,000만 개 정도 빽빽이 늘어서 있다. 이 후세포의 비강 내에 돌출된 제일 윗부분에는 부풀어 후소포(嗅小胞)이 있고, 후선(嗅腺; 냄새샘)에서 분비된 점액에 향이나 냄새 분자가 녹아든다.

③비강 점액 중에는 하나의 후세포에서 20개 정도의 후소모(嗅小毛)가 있다. 냄새 분자는 이 후소모와 접촉한다.

후소모의 기능

①후소모 표면에는 후각수용체가 있고, 후각수용체와 향 분자가 결합하면 후세포의 세포막에 있는 이온 채널(이온의 통로)이 열리고, 세포는 탈분극하여 전기신호(신경임펄스)가 발생한다.

②세포 바깥과 안은 전위차가 있어서 이렇게 발생한 신호는 후신경을 거쳐, 뇌 안쪽 부분에 있는 후구(嗅球; 1차 뉴런)에 전해지고, 시냅스(신경 세포 간의 접점)를 거쳐 2차 뉴런(후삭; 嗅索)으로 전달된다. (그림-1 참조)

알기 쉽게 표현하자면 육안으로는 볼 수 없을 정도로 작으면서 공기 중을 둥둥 떠다니는 향이 콧속 후각수용체에 찰칵 들어맞으면, 신호를 발신한다. 그 신호가 뇌 안쪽 부분에 있는 후구를 거쳐 이상피질(梨狀皮質), 편도체, 시상하부 등 대뇌피질의 후각야로 순식간에 전해져서 최종적으로는 냄새 종류를 식별할 수 있게 된다.

단 여기서 뇌 속 보호 장치는 겹겹이 둘러싸여 있다. 코를 통해 향이나 냄새를 느끼는 분자는 휘발성의 화학 물질이다. 냄새 분자가 그대로 뇌에 도달하면 큰 문제이기 때문이다. 뇌는 독성 화학 물질에 노출되어 순식간에 뇌세포가 파괴되어 버린다.

예를 들어 미량이라면 '좋은 향기'라고 느껴지는 방향 화합물이라도 어느 일정량 이상을 넘어서면 오히려 기분이 나빠지게 되어 뇌가 신호를 보낸다. 생체방어반응이다. 우리 몸은 여러 가지 위험에 노출되어 있다. 이런 위험으로부터 인체에서 가장 중요한 뇌를 지키기 위해서 몇 겹이나 되는 '관문'이 만들어져 있다. 독성이 있는 휘발성 물질 분자가 뇌척수액에 녹아들면 뇌에 심각한 손상을 일으키는 경우가 있다. 시너 중독이나 독가스가 그런 부류이다.

뇌는 두개골 안에 수막으로 보호되고 있다. 그리고 수막 내부에서는 뇌가 뇌척수액에 떠 있기 때문에 어지간한 충격을 받지 않는 한, 뇌가 손상되지 않도록 되어 있다. 본래 뇌에는 혈뇌장벽이라고 하는, 유해한 물질이 들어오지 못하도록 하는 방어시스

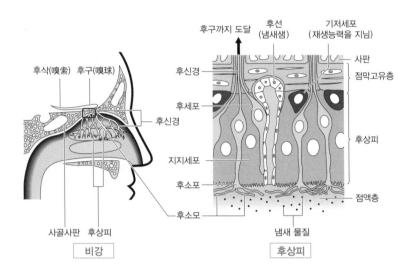

그림-1 · 향기가 뇌에 도달하는 메커니즘

템이 구축되어 있다. 그러나 시너나 알코올, 마약 등 유해물질도 통과하는 경우가 있다. 이런 것들이 소량이라면 행복감이나 만취한 감을 불러일으키지만, 장기간에 이르면 뇌신경 세포를 파괴시킨다.

—

냄새를 맡으면 뇌 혈류가 증가한다

앞에서 향과 냄새 분자가 비강 내의 후각수용체와 결합하면, 그것이 신호가 되어 뇌에 전달되는 구조를 규명해 보았다. 이어

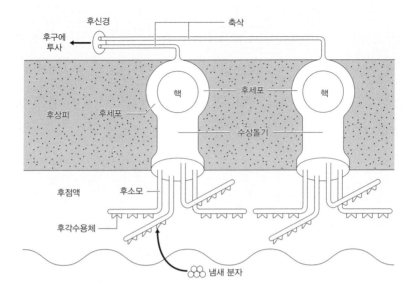

그림-2 · 후세포의 모식도

비강과 후상피, 비강속 상부에는 후각기가 있다. 후상피에는 향과 냄새를 식별하는 후세포가 1,000~2,000만 개 정도 빽빽이 늘어서 있다. 비강 점액 중에는 1개 후세포에 20개 정도 후소모가 있으며, 향과 냄새 분자는 후소모와 접촉한다.

신호를 받은 뇌가 어떤 반응을 하는지 살펴본다.

사실 대뇌피질의 후각야, 즉 뇌의 반응을 알아보는 것이 얼마 전까지만 해도 아주 힘들었다. 예전에는 뇌에 전극을 연결해서 전위의 변화(뇌파)를 측정하는 것이었다. 뇌파를 측정하기 위해서는 두개골을 절개해서 행하는 것이기에 동물실험으로만 가능했다.

또한 동물 뇌 반응도 미미하기 때문에 정확하게 판독할 수 없는 경우가 많았다. 그래서 2003년부터 동물 전용 fMRI로 쥐의 뇌 속 변화를 관찰하는 실험을 하고 있다. fMRI는 종합정밀건강진단에 쓰이는 MRI에 비해 더 분명한 정보를 얻을 수 있다. 이를 통해 인간, 동물의 뇌와 척수의 신경 세포 활동과 함께 혈류 상태를 시각화해서 보다 분명하게 판별할 수 있다.

신경 세포가 활성화하면 산소를 소비한다. 산소를 운반하는 것은 혈액 중에 있는 헤모글로빈이다. 신경 세포가 활성화하면 산소 소비가 증가하여 뇌혈류가 증가한다. 이때 조직 내 산화된 헤모글로빈과 비산화 헤모글로빈의 비율을 계산하여, 그 변화량을 fMRI가 시각화하면, 어떤 부위가 활성화되고 있는지 알 수 있다.

이를테면 라벤더 정유(精油=에센스)의 향을 맡았을 때, 생쥐 후구의 혈류가 어떻게 변화했는지 알아보니, 어떤 생쥐라도 후구의 동일 부위가 활성화 혹은 억제된다는 것을 알 수 있었다. 레몬 정유의 향을 맡았을 때도 생쥐 전뇌의 내측과 복측의 혈류가 억제되었다.

우리도 일상 중에 쉽게 느낄 수 있다. 확실히 중화요리집 앞을 지나칠 때, 향기로운 생강의 향을 맡게 되면 바로 공복감을 느끼게 된다. 또한 더위에 식욕이 감퇴할 때, 생강과 스파이스 향을 맡게 되면 식욕이 돋아나는 일들을 경험할 수 있다. 이처럼 향이나 냄새로 인해 뇌 활동이 활성화된다. 이는 아주 흥미로운 반응이다. 냄새와 식욕 간에 밀접한 관계가 있음을 나타내고 있다.

냄새 종류에 따라서 반응하는 뇌 부위가 다르다는 것도 알 수 있다. 섭식장애로 거식증을 앓고 있는 젊은 여성 환자의 경우에도 적용할 수 있다. 인간이 어떠한 냄새를 맡았을 때에 식욕 증진 혹은 감퇴 작용이 있는지를 알게 되면, 임상 응용 연구의 폭이 보다 넓어질 수 있다.

—

향이 뇌를 되살릴 수 있다

후각만이 아니라 시각, 청각, 촉각, 미각(인간의 오감)의 감각 자극은 모두 신경임펄스(일종의 전기자극)로 변화되어 뇌에 전달된다. 그러나 그 전달 과정이 비교적 짧은 것이 후각이다. 왜 후각의 경우 신경 전달의 프로세스가 다른 감각에 비해서 짧은지, 정확한 이유는 아직 규명되지 않았다. 아마도 동물이 살아남기 위해 가장 신속하게 감지하는 것이 '냄새'이기 때문이 아닐까 생각한다.

이를테면 잡혀 먹힐 위험성이 높은 힘없는 동물에게는 후각이 고도로 발달해 있다. 실험에서도 입증된다. 생쥐에게 고양이나 여우 등 포식자의 냄새를 맡게 하면, 즉시 움츠리고 몸을 숨긴다. 또한 많은 동물은 자신의 냄새를 여기저기 남겨(marking), 자신의 영역을 지키려고 한다. 부패하거나 유해물질을 포함하고 있는 것 등 생명을 위협하는 음식물도 냄새에 따라 어느 정도 식별할 수 있다.

위험을 인지·회피하는 것뿐만 아니라, 자손을 남기기 위한 번식 행동도 상대의 페로몬을 맡아 결정한다. 페로몬은 포유동물뿐만 아니고, 곤충과 미생물도 내뿜고 있다. 곤충이 내뿜는 페로몬이 후각수용체에 도달하면, 확성기처럼 예민하게 성(性)페로몬을 맡아 교미 행위를 한다. 반면, 포유류의 경우 냄새를 맡아도 반드시 행동과 직결되지는 않는다. 특히 냄새와 기억은 밀접히 연결되어 있다.

'프로스트 효과'는 프랑스의 문호, 마르셀 프로스트의 《잃어버린 시간을 찾아서》에 등장하는 주인공이 홍차에 적신 마들렌느(디저트 일종) 냄새를 계기로 유소년 시기를 생각해 내는 묘사 장면이 나오는 데서 붙여진 것으로 냄새가 기억을 불러일으키는 효과를 보여주는 아주 적절한 내용이다.

최근 연구에 의하면, 생쥐 뇌 반응을 fMRI로 관찰한 실험에서도 후세포를 통해 전달된 신호가 후피질을 거쳐, 해마를 활성화시킨다는 것을 확인했다. 해마는 바로 최근부터 과거 2년 정도까지의 가까운 과거의 기억(단기기억)을 축적하는 뇌 속 영역이다. 해마를 거쳐 냄새의 정보는 대뇌피질에 전해져 저장된다.

냄새 정보는 뇌의 이곳저곳에 저장되어 냄새 자극에 의해 과거에 있었던 '냄새와 연결된 일'을 즉시로 끌어내는 작용을 한다.

또한 기억을 생각해 내는 횟수가 많을수록 신경 경로가 견고해져 더 정확하게 생각해 내는 일이 가능해진다. 기억은 불필요한 부분이 지워지거나, 다른 정보와 결합되어 전혀 다른 정보가 되고, 시간의 경과에 따라 변화한다.

기억만이 아니라, 향과 냄새는 정보와도 밀접한 관련이 있다. 대뇌변연계의 편도체는 감정 반응과 기억 고정의 역할을 하며, 냄새 정보는 편도체에도 전달된다. 편도체에 기억된 감정은 원시적 혹은 본능적인 것이다.

어느 특정한 냄새를 맡으면, 이전의 연인이 생각나서 마음이 괴롭다거나 하는 것은 편도체의 활성화에 따른 감정 반응일 수 있다. 냄새는 뇌에 작용하면서 기억이나 감정에 영향을 준다. 이는 정유(에센스)의 향에 의해 치매 증상을 개선하는 효과로 응용될 수 있다. 다시 말해 향이나 냄새가 뇌에 저장된 정보, 즉 기억을 되살릴 수 있다는 말이다.

이는 향으로 인해 후세포를 되살린다는 말과 같다. 세포의 신진대사는 늘 이루어지고 있지만, 중·노년기에 들어서면 재생되는 세포 수보다 수명을 다하고 사멸되는 세포 수가 많아지며, 장기 기능이 점점 쇠퇴되어 간다. 이것이 이른바 노화라고 하는 것이며, 뇌에도 같은 일이 일어나고 있으며, 심하면 치매 증상으로 발현된다.

뇌신경 세포의 가소성은 고령화가 진행되는 선진국에 있어서 중요한 연구 테마이다. 뇌신경뿐만이 아니라 모든 신경에는 외부로부터의 자극에 따라서 항상 기능적 및 구조적인 변화가 일어나고 있다. 이를 '신경 가소성'이라고 부른다.

누구라도 나이가 들면 건망증이 심해진다. 뇌는 심신의 모든 것을 컨트롤하는 사령탑이다. 따라서 뇌신경 세포의 가소성에 대한 메커니즘이 해명되면, 뇌 기능 저하와 그것이 원인이 되는 질환을 예방하고 치료하는데 응용할 수 있다.

그래서 향이나 냄새가 뇌에 미치는 자극이 주목을 받는 것이다. 통상적으로 성인 연령대에 이르면 뇌신경 세포는 재생하지 않는다고 여겨져 왔다. 그러나 아주 적은 수이기는 하지만 예외가 있다.

비강의 후세포나 해마 세포 등은 신경 세포이면서 재생된다. 왜 비강 세포가 성인 나이에서도 재생 가능한 것인지는 아직 규명되지 않았다. 어쩌면 '신경간 세포라고 하는 특수한 재생 기능을 가진 세포들이 있기 때문이 아닐까'라고 짐작이 되지만 아직 분명치 않다.

—

뇌의 신경 가소성에 대하여

뇌과학에서 신경 가소성이 중요하다고 여겨진다. 뇌의 신경 세포는 대략 1,000억 개 정도로 알려져 있지만, 실제로는 태어났을 때 가장 많고, 성장 과정에서 자연세포사(自然細胞死)로 인해, 사람이 느끼지 못하는 사이 신경 세포는 줄고 있다. 한편, 세포가 죽어 비어 있게 된 공간에는 신경 다발이 뻗어 나가 다른 신경 돌기나 신경 세포체 시냅스를 형성하기 때문에 태어나서 유아가 되는 과정에서 시냅스가 급격하게 증가하여 복잡한 신경 회로를 형성해 간다.

신경 세포를 오가는 것은 전기신호지만, 신경 세포 사이에서는 신경전달물질에 의해 화학신호로 변환되어 전해진다. 이 정보를 받은 신경 세포가 다시 전기신호로 변환시켜 뇌가 발달해가는 것이다.

뇌 속의 신경 네트워크는 아주 복잡하게 연결되어 있다. 이를테면 한 부분의 회로가 절단되거나 외부의 충격으로 세포사가 발생한다고 하더라도 인터넷처럼 별도의 회로를 찾아내서 전달될 수 있다면, 인간의 기억이나 행동, 감정 등이 크게 변화되는 일은 없을 것이다.

그러나 뇌의 신경 세포는 머리를 부딪치는 것만으로도 혹은 알코올 섭취나 흡연으로도 간단히 세포사를 일으킨다. 이는 역으로 향기치료를 통해 되살릴 가능성을 내포한다.

노화나 장애로 인해 많은 세포가 죽어, 신경 세포가 감소되었다고 하더라도 외부로부터의 자극을 통해 시냅스 접합 부분을 증가시켜 줄 수 있다면 뇌 기능을 보완하거나 되살릴 수 있는 것이다. 또한 몇 번이라도 반복된 정보가 전달되면, 그 부분이 보강되어 신호 전달이 증진될 수 있다.

이러한 생리적 변화인 '신경 가소성'은 휴대전화의 네트워크를 예를 들어 설명하면 쉬울 것이다. 장소에 따라서 전화 연결이 잘되지 않지만, 중계기지가 증설되면 불편을 느끼지 않게 된다. 이는 시냅스 접합부의 증가와 유사하다. 또한 휴대폰이 집중되면 연결이 어려웠지만, 회선 용량을 증가시켜 해결할 수 있다. 이 또한 시냅스를 통과하는 전기신호를 반복함에 따른 증강이다. 외

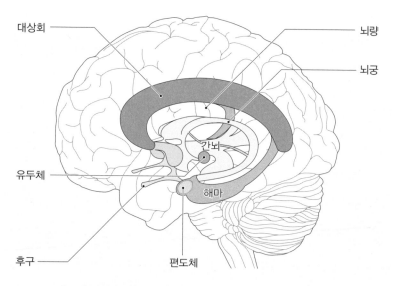

*편도체 대상회 해마 유두체 후구 등을 대뇌변연계라고 부른다

그림-3 · 대뇌변연계

향기치료——좋은 향을 맡으면 좋은 기억이 떠오른다

부로부터 받은 자극 중에서도 특히 향기나 냄새는 뇌 속의 '회선 증설·증강'을 불러일으킨다. 즉 기억에 큰 영향을 미친다고 보여진다.

—

뇌질환 치료에 유효한 향기치료

냄새의 자극과 뇌 신경의 가소성 간의 관계를 엿볼 수 있는 것은 고약한 냄새이다.

참으로 의외인 경우라고 할 수 있다. 코를 찌르는 듯한 고약한 냄새가 뇌를 자극한다는 것이다.

스웨덴에 '수르스트뢰밍'이라고 하는 발효된 청어 통조림이 있다. 강렬한 썩은 내에 가까운 발효 냄새로 '세계에서 제일 고약한 냄새의 통조림'으로 불리고 있다. 또한 서늘하고 어두운 곳에서 홍어를 발효시킨 한국의 흑산도 홍어는 굉장한 암모니아 냄새가 지독하다. 익숙하지 않는 사람들이 맛보면 자극으로 인해 숨이 막혀버릴 정도이다.

일본인이 맛있다고 느끼는 '낫토' 냄새를 맡은 많은 외국인은 저절로 코를 막게 된다. '고약한 냄새가 나는 음식물'을 통해 다음의 두 가지 점을 상상할 수 있다.

도대체 왜 '고약한 냄새'라고 느끼는 것을 식용으로 섭취하는

가. 사람이 '고약하다'고 느끼는 음식물 냄새의 많은 경우는 식중독을 일으키는 썩은 내이다. 썩은 냄새도 발효 냄새도 단백질의 변성에 따라 발생한다.

인간은 이 같은 두 가지의 냄새를 구분한다.

어쩌면 '독'이 아닌 발효 냄새의 경우, 몇 세대를 거치는 동안 '고약한 냄새가 나는 음식물'의 냄새를 맡는 것에 익숙해지고, 그 냄새가 더이상 신경이 쓰이지 않게 되는 '신경 가소성' 때문이 아닌가 추정할 수 있다.

인간의 뇌에서는 '위험할 수도 있겠다. 하지만, 어쨌든 살기 위해서 먹는다'라고 하는 '욕망의 유전자(greedy gene)'을 발현해서 우선은 '살기 위해 먹는다'라고 하는 것을 우선시하는 경우일 수 있다.

또 하나 '왜 나라와 지역에 따라 고약하다고 느끼는 냄새가 다른 것일까'라는 것이다. 이는 후구의 '냄새 지도'가 인종에 따라서 유전자적으로 차이가 있는지, 혹은 식습관 등의 환경에 따라 유전자 발현에 차이가 있는지 등을 생각해 볼 수 있다.

전자는 유전자 그 자체가 다른 것이고, 후자는 유전자는 같지만, 그 발현의 방법이 다르다는 것을 알 수 있다. 어떠한 것이든, 인간은 냄새를 맡고 그 음식물을 입에 넣어 맛의 기억을 고정시켜 신경 세포의 연결 방법이나 회로를 변화시켜온 것은 아닐까? 이런 음식물의 기억은 언제, 누구와 어떠한 상황에서 먹었던 것인지 주변 정보 또한 동시에 뇌에 저장된다.

기억은 크게 나누어 단기기억과 장기기억이라는 두 가지가 있다. 단기기억은 주로 시냅스에서의 전달 효율의 변화이고, 장기기억은 시냅스 결합의 수와 형태의 변화에 의해서 생긴다. 이러한 점들을 비추어 보아 냄새 자극에 의해 뇌 해마 영역의 시냅스 가소성을 이용하면, 학습이나 기억 기능 저하를 개선시키는 것이 가능할 수 있다.

따라서 장래에는 향기치료를 통해 치매 예방·치료에도 연결될 가능성이 높다는 점이다.

후구는 뇌의 아래에 있으며, 후삭은 뇌의 가장 깊은 곳에 있는 시상하부까지 연결되어 있다. 감각 정보(오감)에는 시각, 청각, 후각, 통각, 미각, 후각이 있다. 지금까지 후각은 시상에서 시냅스를 만들지 않고 대뇌피질에 도달하는 유일한 감각이었다. 인간에게 냄새는 후점막→후구→후삭→대뇌변연계→대뇌피질이라는 순서로 신경을 통해 전달된다고 했다.

그러나 fMRI법을 이용한 생쥐 연구에 의하면, 냄새 정보는 간뇌에 있는 시상과 시상하부에도 전달된다는 것을 알 수 있다. 연쇄적으로 정보가 전달되며, 정보가 도달된 부위를 자극해 반응하게 된다.

생쥐 실험을 통해 편도체에서 해마 영역에 정보가 릴레이처럼 전달된다는 것을 설명했다. 이렇듯이 냄새 정보는 우선적으로 전달되는 경로가 있다는 것이 실험에서 판명되었다. 왜 그런 회로를 선택한 것인지는 아직 분명히 규명되지 않았다.

　아마도 각각의 영역마다 냄새 정보를 해독하는 방법이 있어서 어떠한 작용이 발생한다는 것을 추측할 수 있다. 이를 깊이 연구한다면 냄새가 뇌에 미치는 영향, 더구나 냄새에 의해 반응한 뇌가 몸의 각 부위에 내리는 지령에 따라 그 효과를 분명하게 확인할 수 있다. 이 연구가 보다 진보한다면, 뇌질환 치료 분야에서 향기와 냄새의 활용으로 그 효능을 분명히 인정받을 수 있을 것이다.

제 **2** 장

아로마테라피의
과학

~정유의 약리작용

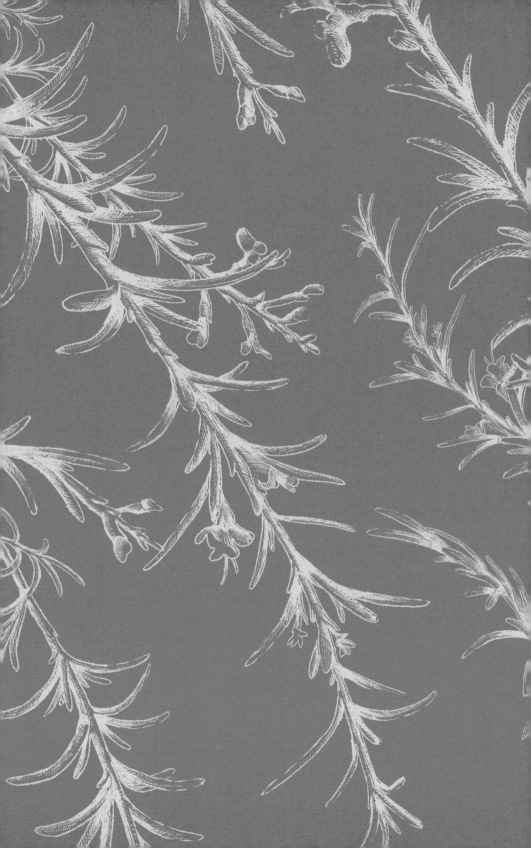

—

정유가 흡수되는 메커니즘

향을 태우면 마음이 편안해지는 것은 향 중의 방향 성분이 신경 이완 효과를 가져오기 때문이다. 필자는 한방병원에서 고혈압, 당뇨 환자에게 수치를 체크한 후 향을 흡입요법으로 시행했더니 수치가 아래로 내려가는 것을 보았다. 그리고 환자의 타액을 채취해서 성분 분석을 해보니, 사람의 타액 중의 코르티솔(cortisol) 농도가 현저히 저하된 것을 알 수 있었다.

코르티솔이란 통칭 '스트레스 호르몬'이라 불리며, 긴장이나 스트레스를 느꼈을 때 농도가 상승한다. 코르티솔의 레벨이 내려갔다고 하는 것은 향 중에 이완 효과 성분이 있음을 나타내는 것이다. 또한 향을 맡은 후 항(抗)산화력도 상승했다.

항산화력은 말 그대로 몸속에서 산화로 생기는 '찌꺼기'를 없애는 힘이다. 몸속에서 항산화력이 약해지면, '찌꺼기'가 급증하여 세포나 장기를 손상시키고, 질병과 노화를 가속화하는 원인이 된다. 항산화 물질의 대표로는 폴리페놀(polyphenol)이다. 이는 음식물과 건강 보조제를 통해 섭취된다. 향의 냄새를 맡아 항산화력이 높아진다는 것은 향기치료가 질병 예방과 안티에이징에 응용할 수 있다는 의미다.

그렇다면 구체적으로 정유에는 어떠한 생리·약리작용이 있는지를 살펴보도록 한다. 정유의 흡수 경로에는 경비(經鼻), 경피(經皮), 경구, 좌약 등의 투여법이 있고, 투여법에 따라서 흡수 경로나 생리·약리작용도 다르다. 정유의 흡수 경로에 따라 효과성도 다르다.

아직 몸속에서 정유가 흡수되는 메커니즘에 대해서는 불명확한 점이 많다. 또한 정유 성분 가운데 트랜스포터가 존재한다. 트랜스포터란, 어느 특정한 물질과 결합해 에너지(ATP: 아데노신 3인산)를 세포 밖에서 세포 내로, 혹은 역방향으로 운송하는 분자(운반체)를 말한다.

정유는 식물에서 추출한 100% 천연 방향 물질이다. 여러 화학 물질(유기화합물)이 모여 생성된 것이다. 정유는 수십에서 수백의 화학 물질로 구성되어 있다. 함유된 화학 물질이 서로 복잡한 영향을 주고받아 향기를 발산한다. 흡수 경로가 달라지면, 몸속에서 작용하는 방식도 달라진다.

지금까지 연구된 내용을 바탕으로 향기의 약리작용을 간략히 도표화했다.

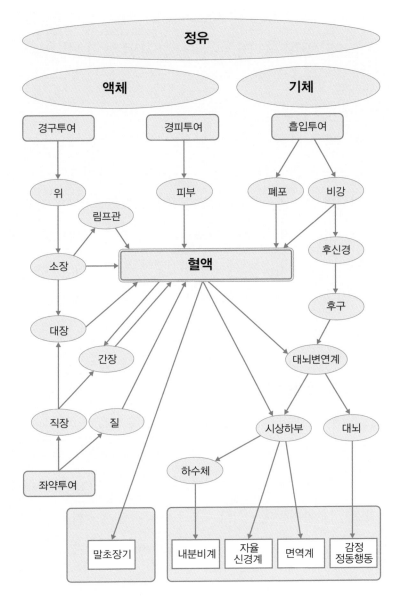

그림-4 · 후세포의 모식도

뇌에 영향을 미치는 신경임펄스의 작용

자율신경계의 조정

정유의 방향 성분의 약리작용 메커니즘은 이렇다. 코 속의 후세포에서 신경임펄스를 발생시키고, 이는 후신경에서 시상하부로 전달되며, 뇌간을 거쳐 자율 신경계에 작용한다. 이 작용을 통해 교감신경과 부교감신경의 밸런스를 맞춘다. 불면증에는 몇 가지 원인이 있지만, 야간에 부교감신경이 우위에 서지 못해 잠을 이루지 못한다. 정유의 향은 이런 자율신경의 균형을 조정하는 작용이 있다.

호르몬(내분비계)의 조정

호르몬은 전신의 기능을 조정하는 역할을 맡고 있다. 뇌하수체에서 분비되는 뇌하수체전엽호르몬이 부신 피질과 갑상선 혹은 난소 등에 도달하면, 그 지령에 따라 여러 기관으로부터 다종의 호르몬이 분비된다. 정유의 호르몬 분비를 조정하는 작용은 월경전증후군(PMS)이나 갱년기 장애 치료에 응용된다.

면역계의 조정

면역계 또한 뇌의 시상하부가 지배하고 있다. 뇌 시상하부에서 나온 지령은 말초의 자율신경계를 자극하고 골수의 조혈작용을 조절한다. 따라서 정유의 방향 성분에 의해 시상하부를 활성화하고 면역계의 작용을 향상시킬 수 있을 것으로 기대된다.

인지기능의 향상

최근에 들어 알츠하이머병, 비(非)알츠하이머병 등 모든 치매증 환자에게 정유의 향을 맡게 하면 인지기능(건망증 등)이 향상되는 실험 결과가 보고되었다. 이는 아주 획기적인 치매 예방 내지 치료의 가능성을 높여주는 것이다.

감정·심리 행동의 조정

인간의 감정이나 심리를 지배하고 있는 것이 대뇌변연계의 편도체로 알려져 있다. 정유의 방향 성분에 의해 발생한 신경임펄스는 대뇌변연계의 신경 세포에 작용하여, 불안감이나 우울 상태 등에 대한 개선 효과를 기대할 수 있다. 실제로 생쥐를 이용한 동물실험에서 정유의 종류에 따라 편도체를 활성화시킨다는 사실이 보고되고 있다.

체질 개선, 진통작용

정유는 간, 폐, 림프계, 신장, 장, 땀샘 등의 기능을 조절하고 점액, 대변, 소변, 생리혈 등을 포함하는 유해물질의 배설을 촉진시킨다. 아울러 해독과 혈액 정화로 체질을 개선하는 작용이 있다고 알려져 있다.

아로마테라피는 통증의 역치(통증을 느끼는 경계선의 수치)를 변하게 하고, 특히 심한 통증을 완화시킨다는 것도 보고되었다. 향기치료는 통증의 예방·완화 특히 말기 암환자의 통증 경감에 도움될 수 있을 것이다.

경피흡수에 의한 항염증 작용

염증을 유발하는 화학적 인자에는 히스타민, 세로토닌, 브래디키닌, 프로스타글란딘, 사이토카인 등이 있다. 정유가 몸속에서 이들 물질의 생산을 저해하고 염증을 억제하는 작용이 있다고 알려져 있다.

대부분 정유에 항균작용이 있는데, 특히 항균작용이 강한 것은 티트리 정유이다. 티트리(tea tree) 정유에 미생물(微生物)의 세포막을 용해하고, 사멸시키는 성분이 있다. 곰팡이 같은 진균을 억누르는 항진균 작용도 보고되었다. 면역계의 활성화, 항염증 등의 작용에 의해 종합적으로 세균이나 미생물 등에 의한 감염증을 억제한다.

아울러 정유 방향 성분에는 발한, 이뇨, 진해, 거담, 항경련, 상처 치유 등의 작용이 있다.

향기를 몸에 바르고 정신 집중

널리 알려져 있는 방법은 향이나 향목을 태워, 공기 중에 향기를 풍기게 하는 것이다. 몸에 직접 바르는 도향(塗香)도 있다. 도향이라고 하는 이름 그대로 백단 등의 향목을 분말로 만들어 실제로 피부에 바르는 방법이다.

현재 불교 의례나 가정에서 의식을 행할 때 나쁜 기운을 없애고 정신을 집중시키기 위해 관자놀이 부분에 바르곤 한다. 불교에서는 흔히 수행자가 수행 중에 정향나무 목욕을 하고 향이 스며든 의복을 착용하며, 정향나무를 씹으면서 호흡을 정화한다. 수행자는 자리에 착석해서 손에 도향 분말을 바르는 행위를 하는 것이 관례로 되어 있다.

도향은 경비흡수와 경피흡수를 모두 갖추고 있기 때문에 많이 사용한다.

도향의 주원료는 백단(白壇)으로, 사원에서 즐겨 사용하는 향목이다. 승려나 수행자가 명상할 때 백단 향을 피워 놓지만, 아로마테라피에서는 진정작용과 항(抗)스트레스 작용을 한다.

의례나 의식을 행할 때 백단을 즐겨 사용하고 있는 데에는 이런 이유가 있다. 백단은 식은땀이 나는 것을 줄이고, 항균·살균작용 때문에 여성들의 화장법에 백단 분말을 섞는 경우도 있다.

정유 사용법과 치료 효과

정유(essential oil)는 단지 한두 방울만으로 탁월한 치료 효과를 발휘한다. 그 사용법과 치료에 효과를 볼 수 있는 질환은 대략 다음과 같다.

1 정유를 흡입한다

알러지 비염, 천식, 기관지염, 감기, 백일해, 축농증, 정신집중, 빈혈, 고혈압, 우울증, 불면증, 편두통, 신경쇠약, 불안증, 소아 기관지 등

2 정유를 희석하여 몸에 바른다

어깨결림, 근육통, 관절통, 디스크, 협심증, 염좌(삐데), 타박(멍든데), 비만 치료 등

3 정유를 넣어 연고로 사용한다

아토피성 피부염, 건선, 모세혈관 확장, 무좀, 여드름, 알러지 피부염, 탈모증, 기미, 습진 등

4 정유를 한두 방울 복용한다

소화불량, 복통, 식욕 억제, 두통 등

5 정유로 좌욕을 한다

생리통, 냉, 대하, 치질, 치루, 생리불순, 질염, 전립선 질환, 산

후조리, 폐경기증후군 등

⑥ 정유 좌약 및 질정을 삽입한다

전립선 질환, 치질, 치루, 냉증, 염증 등

다음으로 각각 질환에 대응하는 시술과 정유 종류 및 적응증을 제시해 본다.

▶ 호흡기 질환의 향기치료

- 확산기(네블라이저), ENT-UNIT 활용법, 코-스프레이 등을 이용한 흡입법
- 바질(생리 식염수 또는 물) 20cc에 센스 오일 10방울 정도 희석하여 사용
- 유칼립투스(호흡기 질환에 기본적으로 사용)
- 티트리(염증)
- 사이프러스(콧물)
- 페퍼민트(코막힘)
- 파인(목, 호흡기)

▶ 두통, 오한, 코막힘, 기침의 경우

- 유칼립투스
- 바질(두통)

- 페퍼민트

▶ 기관지염
- 주로 사용: 라벤더, 페퍼민트, 클라리세이지
- 기관지염에 가래, 기침 시: 베르가못, 유칼립투스, 샌들우드
- 편도선염일 경우: 파인 첨가
- 마른 기침일 경우: 샌들우드, 프랑킨센스 등이 효과적임
- 응혈이나 감염의 경우: 티트리, 타임, 히숍, 유칼립투스

▶ 근골격 질환의 향기치료
- 베이스(호호바 오일, 포도씨 오일) 20cc에 정유 10방울 정도로 희석하여 사용
- 쥬니퍼(이뇨작용)
- 라벤더(DOWN)
- 로즈메리(UP)

▶ 비만 관리의 향기치료
- 베이스(호호바 오일) 20cc에 에센스 오일(10드롭)로 희석하여 사용
- 레몬(순환계)
- 사이프러스(정상화)

- 쥬니퍼(이뇨작용)
- 펜넬(정화작용)

▶ 피부 관련 향기치료
- 베이스(로션베이스, 케리어 오일) 20cc에 에센스 오일(10드롭)을 희석하여 사용
- 라벤더(피부 재생)
- 티트리(항박테리아)
- 캐모마일 저먼(항염증)
- 베르가못(지성 피부, 여드름)

▶ 인체 조절작용
- 베르가못유(BERGAMOT): 불안, 우울, 습진, 피부병
- 진피유(MANDARIN): 원기회복, 우울, 담즙 완화, 담즙 촉진, 흉터, 갈라진 살 회복
- 유향유(FRANKINCESE): 두려움, 악몽, 항노화, 류머티스관절염
- 동규자유(GERAMUN): 기분이 흔들릴 때, 갱년기 증상, 류머티스관절염
- 장미유(ROSE): 불안, 정신적 쇼크, 생리불순, 초조, 혼란
- 자단향유(ROSEWOOD): 불안, 불면증, 기분이 흔들릴 때, 생

리통, 생리불순

- 박하(PEPPERMINT): 정서적 피로, 집중력, 기억력이 떨어질 때, 소화불량, 멀미, 가스 찰 때, 근육통, 관절통
- 유칼립투스(EUCALYPTUS): 감기, 독감, 기관지염, 관절염, 근육통, 면역결핍
- 노간주(JUNPER): 방광염, 비뇨기의 감염, 관절염, 통풍, 생리통, 생리불순
- 로즈메리(ROSEMARY): 정신적 피로감, 기억력 감퇴, 관절염, 근육통, 면역결핍
- 티트리(TEA-TREE): 화상, 벌레 물린데, 따가운데, 구강염, 무좀, 백선, 방광염, 여드름
- 셀비어(CLARYSAGE): 우울증, 생리통, 인후염, 후두염, 생리 전후증
- 자몽(GRAPEFRUT): 우울, 분노, 담석, 비뇨기계 결석
- 재스민(JASMIN): 우울증, 자신감 부족, 불감증, 내향적, 감정적으로 차가울 때
- 말라야교목(YLANG-YLANG): 우울, 화날 때, 불감증, 고혈압, 긴장 항진, 가슴이 두근거림

▶ 진정작용(鎭靜作用)

- 캐모마일 오일(chamomile oil): 분노, 예민함, 생리통, 생리과 다증, 갱년기 장애
- 라벤더 오일(lavender oil): 불안, 불면증, 화상, 벌레 물린데, 피부 따가운데, 습진, 피부염
- 마저럼 오일(marjoram oil): 불안, 스트레스, 고혈압, 긴장항 진, 불면증, 천식, 공포
- 오렌지 오일(orange oil): 불안, 스트레스, 가슴 두근거림, 불 면증, 조기 노화, 면역결핍
- 샌들우드 오일(sandalwood oil): 스트레스, 두려움, 불안, 방 광염, 비뇨기 염증, 인후염, 후두염

—
정유의 바른 사용법

① 목욕법

욕조에 물을 받은 후, 정유를 3~8방울 떨어뜨린 후 손으로 가 볍게 저은 후 입욕한다.

② 마사지

30ml 베이스 오일에 15방울의 정유를 떨어뜨려 섞는다.

③ 증기 흡입

뜨거운 물에 8~12방울의 정유를 떨어뜨려 머리 위에 수건을 덮고 증기를 흡입한다.

④ 방향

향확산기, 네블라이저, E.N.T를 이용한다.

▶ 향기치료 시 유의사항

- 베이스 오일 20cc에 에센스 오일의 합이 10방울이 기본이다.
- 어린이의 경우 에센스 오일 비율을 절반으로 낮춘다.
- 감귤류(레몬, 오렌지, 자몽, 라임 등)는 조향 시 상쾌하고 신선한 향기를 돋우어 주기 위한 인공 향료로 활용한다.
- 피부 치료는 에센스 오일도 중요하지만 베이스의 선택이 매우 중요하다.

방향욕 시술 방법

공기 중에 방향 물질을 확산시켜 호흡기를 통해 유효 성분을 몸에 흡수시키는 방법이 방향욕이다. 생활 중에 간단히 이용할 수 있다. 화분증 등 알레르기 질환이나 불면증, 조바심, 우울 등의 정신 건강 실조에 방향욕을 사용하면 효과를 볼 수 있다.

전신욕도 유효한 방법이다. 정유를 더운물에 희석시켜 몸을 담그는 전신욕, 수욕, 족욕이다. 더운물에 몸을 담그면, 혈액과 신진대사를 촉진하며, 혈류를 통해 유효 성분을 전신에 용이하게 전달할 수 있다. 특히 말기 암환자의 완화 케어나 관절 및 근육 통증 등에도 효과를 볼 수 있다. 마사지요법은 또한 노폐물의 배출과 부종을 개선하고 근육 뭉침을 완화시켜 준다.

방향욕 시술에는 세 가지 방법이 있다.

첫째, 코를 통해 들어가 후점막·후각수용체·후세포에서 향기 분자의 정보가 신경임펄스(전기신호)로 변환되어, 후신경에서 후구를 거쳐, 대뇌변연계, 시상하부에 이르는 경로이다.

둘째, 향기 분자가 기관지나 폐 조직에 직접 들어가 체순환을 거치지 않고 직접 작용하는 경우다.

셋째, 향기 분자가 폐포에서 혈액 중에 용해되어 장기·기관에 전달되어 작용하는 루트이다. 가장 손쉬운 방향욕은 건식 흡입법이다. 티슈에 몇 방울의 정유를 떨어뜨려 코에 가까이 대고 심호흡을 한다. 이 티슈를 그대로 실내에 두어도 효과가 있다. 정유는 휘발성이므로 확산되어 호흡기를 통해 몸속에 유입될 수 있기 때문이다.

정유를 안개 같은 상태처럼 만들거나, 혹은 진동으로 확산시키는 디퓨저(diffuser)도 같은 원리이다.

머그컵에 60~80℃의 더운물을 넣고 정유를 몇 방울 떨어뜨려, 증기를 흡입하는 습식 흡입법도 유효하다. 건식·습식 흡입법은 모두 정유가 피부에 직접 접촉하지 않으므로 희석시키지 않고도 사용할 수 있다.

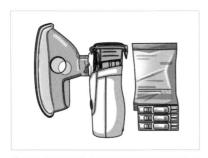

①흡입 약물과 마스크를 준비하고 배터리 상
  태 확인

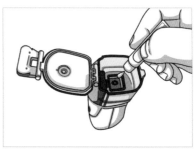

②약물 투입구(chamber) 뚜껑을 열고 정유
  를 주입(성인 2개, 소아 1개)

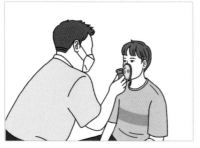

③마스크 또는 마우스피스를 끼우고 환자에
  게 설명

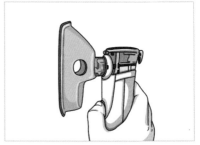

④전원 버튼을 눌러 분사가 잘 되는지 확인

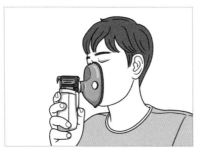

⑤환자가 직접 투여를 하든지 구급대원이 투
  여를 돕는 방식으로 약 5~10분간 투여

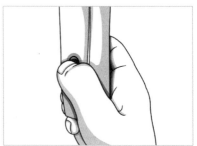

⑥전원을 끄고 세척

그림-5 · 네블라이저 사용법

향기치료——— 좋은 향을 맡으면 좋은 기억이 떠오른다

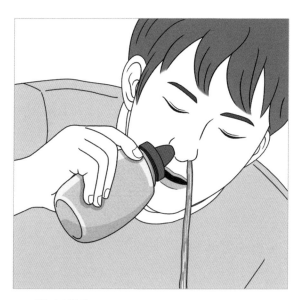

그림-6 · 코 세정 방법

*-'한의자연학회'에서 공급하고 있는 아로마(AROMA)는 유럽 유기농인증기관 ECOCERT의 인증을 받은 ORG(organic agriculture, 유기농 농업)제품으로 100% 순수할 뿐만 아니라, 전 세계 상위 2% 내의 우수한 제품으로 알려져 있다.

*-에코서트(ecocert): 정유 제조과정에서 사용되는 모든 성분 중 최소 95% 이상이 식물성분이어야 하며, 최소 10% 유기농법으로 재배된 성분이어야 한다.

—

피부로 유입된 향기-경피흡수

메디컬 아로마테라피에서 사용하는 정유의 방향 성분은 휘발성인 동시에 지용성이다. 화학구조는 탄소수가 10에서 15인 탄소화합물이 대부분이며, 분자량은 100~300으로 비교적 작다.

그렇기 때문에 피부에 정유를 도포하면 피부의 표피에서부터 손쉽게 표피의 세포 혹은 세포간극을 통과해서 표피의 아래에 도달한다.

표피의 아래는 진피(眞皮)라고 하는 결합 조직인데, 모세혈관이 다수 있으며, 거기에 방향 성분이 녹아든다. 그러므로 모세혈관은 몸안의 혈관과 연결되어 있기 때문에 몸의 여러 장소에 방향 성분이 도달한다.

일반적으로 분자량이 작은 성분만큼 빨리 피부에 침투하고 분자량이 커지면 느려진다. 스킨케어 화장품에서 볼 수 있는 'OO 성분의 나노화'라고 하는 문구가 있는데, 분자량이 큰 것을 나노입자화해서 경피흡수가 쉽도록 한다는 의미다. 효능이 피부 속까지 도달한다는 것을 나타내는 것이다.

수용성 성분은 피부 표면의 각질을 통과할 뿐이며, 피부 깊은 곳에는 들어가지 못한다. 정유 성분은 나노화라고 부를 수 있을 정도로 작은 분자량은 아니지만, 지용성이기 때문에 진피의 모세혈관으로 유입될 수 있는 것이다.

코를 통해 들어간 냄새 분자가 신경임펄스로 변환된 것은 점액(콧물)에 휘발성의 냄새 분자가 흡착되기 때문이다. 그러나 피부로부터는 정유의 지용성 방향 성분이 혈액 속으로 들어가며, 그 성분은 분자량의 크기에 의해 다른 속도로 흡수된다. 즉 유효 성분을 시간차에 따라 체내에 작용시킬 수 있다. 이 메커니즘을 이용한 것이 정유를 캐리어 오일(식물성 유지의 용매)이다. 1~5% 농도로 희석하여 도포해서 마사지하는 '아로마 트리트먼트(aroma treatment)'이다.

일반적으로는 아로마 마사지라고 부르고 있지만, 의료행위로써 메디컬 아로마테라피와 구분하기 쉽도록 아로마 트리트먼트라고 한다.

코에서 뇌로, 폐에서 혈액으로–경비흡수

정유(향유)의 냄새 분자는 폐를 통해서도 유입된다. 정유를 기체 상태로 코를 통해 흡수하면 정유의 방향 성분의 냄새 분자가 비강에서 인두, 후두를 통해 기관지를 거쳐, 폐에 도달한다. 폐는 폐포라는 작은 풍선이 모여 있는 호흡기이다. 폐포는 태어난 직후에는 4,500만 개, 성인이 되었을 때는 2~3억 개로 늘어난다. 정유가 방향 성분이 휘발성이면서 지용성인 것이 중요한 포인트이다.

휘발성이기 때문에 대기 중에 확산되며, 기관지를 통과해서 폐(폐포상피)에 도달한다. 지용성이므로 폐포상피의 세포막 장벽을 통과할 수 있다.

폐포상피를 통해 정유의 방향 성분은 아주 간단히 모세혈관

안으로 들어간다.

다시 말해 경비흡수에는 두 가지 경로가 있다.

하나는 후각수용체에 냄새 분자가 결합해서 발생한 신경임펄스가 뇌에 도달하는 경로가 있고, 다른 하나는 폐포상피에서 흡수되어 모세혈관(혈류)를 타고 전신을 도는 경로이다. 이처럼 경비흡수와 경피흡수를 동시에 행할 수 있는 것이 아로마 트리트먼트이다.

아로마테라피에서 많이 사용하는 치료법이다.

정유의 흡수 경로는 서양의학의 투약과는 구별된다. 서양의학의 경구약은 위벽이나 장기에 흡수되어, 약리작용이 환부에 작용하며, 증상의 소실 내지 완화시키는 것이다. 주사의 경우 정맥이나 주사를 맞은 장소 근처의 모세혈관에 약제를 흡수시키는 방식이다.

정맥 주사의 경우 모든 약제가 혈류로 들어가므로 그 수치는 100%가 된다. 서양의학의 약제에 비해 정유의 흡수는 극히 미량으로 효율성에서 낮다. 그렇다고 해서 서양의학의 효율성이 높은 것은 아니다. 그만큼 약제를 소화·분해시키는데, 간이나 신장 등의 장기에 부담을 주기 때문이다. 그래서 현대 서양의학 치료와 아로마테라피를 병행해서, 부작용이나 신체에 가해지는 부담을 줄여주는 것이다.

향기를 마신다

정유는 위장과 소장과 대장 등의 소화 기관을 통해서도 흡수하는 식으로 치료할 수도 있다.

유럽의 일부 국가에서 정유는 의약품으로 인식되고 있다. 감기에 걸렸을 때 라벤더, 유칼립투스, 티트리 등의 정유를 아몬드 오일 등에 녹여 그 기체를 흡입하는 것이 일반적이다.

또한 프랑스나 벨기에 등 메디컬 아로마테라피가 의료로 인정받고 있는 국가에서는 정유를 아몬드 오일 등에 녹여(5% 이하), 복용 혹은 항문을 통해 좌약으로 투여하는 경우도 행해진다.

일본에서는 티트리 오일을 홍차 등에 한 방울 떨어뜨려 화분증(花粉症)의 발병 예방과 기침을 멈추는 등에 사용하고 있다.

앞에서 언급한 대로 아로마테라피는 프랑스의 모리스 가토포세에 의해 체계화되었다. 가토포세 집안은 프랑스 리옹에서 향료 회사를 경영하면서 치료용 향수를 판매하고 있었다. 가토포세가 아로마테라피 연구에 빠져들게 된 계기는 1915년의 실험실 폭발 사고였다. 손에 화상을 입은 가토포세는 전승요법(傳承療法)대로 상처에 라벤더 정유를 발랐다. 덕분에 화상을 치유할 수 있었다고 한다.

정유에 어떠한 상처 치유력이 있다고 생각해서 연구를 시작했다. 가토포세는 제1차 세계대전에서 형을 잃었다. 가토포세는 라벤더 정유를 원료로 한 비누를 개발·제조하고, 병사의 의복이나 포대 세정에 사용했다. 이런 경험을 바탕으로 그는 정유의 연구에 몰두하여, 1928년에 《방향요법》을 출간했다. 이 책이 현대 아로마테라피의 원점이 되고 있다.

가토포세에 이어 아로마테라피를 학술 레벨로까지 끌어올린 사람은 프랑스 군의관 장 바르네(1920~1995)였다. 그는 인도차이나 전쟁에 종군하여, 부상병에 정유를 이용한 치료를 행했다. 굳이 현대의학을 회피한 것이 아니라, 전선에서 의료품이 부족했기 때문에 정유에 의한 대체보완요법을 행했다. 이런 경험을 바탕으로 바르네는 1964년, 《장 바르네 박사의 식물=방향요법》을 저술했다. 프랑스에서 정유가 약제로 인정되고, 정식 의료행위로 여겨지는 것은 바르네의 성과에 의한 것이다.

이제까지 서술한 것처럼 정유는 서양의학의 약제로써 긴 역사를 지니고 있다. 프랑스 및 벨기에에서 아로마테라피가 의료행위로써 인정되게 된 것은 프랑스가 향료의 원료가 되는 식물의 일대 산지로, 정유를 구하기 쉬우며, 그 효능이나 효과를 실험할 수 있는 기회가 많아서였다. 현재 아로마테라피는 새로운 전기를 맞이하고 있다. 후각수용체 유전자를 발견하고 향기와 냄새가 뇌에 미치는 메커니즘이 밝혀졌다. 또한 냄새에 뇌가 어떤 반응을 하는지 과학적으로 분석하는 방법도 체계화되고 있다. 향기나 냄새가 뇌에 미치는 긍정적 영향이 질환 치료에 크게 기여할 수 있다는 것이 실증되고 있다.

아로마 배스

코를 통해 뇌와 호흡기에 작용하는 방향욕과 피부를 통해 흡수시키는 경피흡수를 겸비한 것이 아로마 배스다. 욕조에 천천히 몸을 담그는 전신욕은 혈액순환을 촉진하고, 신진대사를 높여 피로회복, 발한과 동시에 노폐물 배출을 촉진시킨다. 이 목욕물에 정유를 가하면, 유효한 정유 성분을 경비흡수와 경피흡수라는 두 가지 루트를 통해 효과적으로 흡입할 수 있다.

38℃ 정도의 미지근한 목욕물에서 하는 아로마 배스는 부교감신경이 활성화시켜 릴랙스 효과가 높아지며, 취침 전에 행하면 숙면을 취할 수 있다.

정유는 물에 녹기 힘들고, 원액이 직접 피부에 닿게 되면 피부 트러블 원인이 되는 성분을 포함하는 것도 있으므로, 안전하게 사용하기 위해서는 물과 기름이 잘 섞이도록 유화제(케리어 오일)를 사용한다. 유화제로는 무수 에탄올, 천연소금 등이 구하기 쉽다. 세면기 등에 40℃ 정도의 더운물에 넣어, 정유를 몇 방울 가해 섞은 다음 손 만을 담그는 수욕(手浴)도 유효하다.

경비흡수의 경우, 수증기에 포함된 방향 물질을 코로 통해 흡수시키기 쉬우므로 단기간에 손쉽게 행할 수 있다. 발의 복사뼈

위까지 담그는 족욕(足浴)은 40~42℃의 뜨거운 물로 행한다. 전신욕과 같은 정도로 몸이 따뜻해지며, 냉증 예방이나 다리 부종에 효과를 기대할 수 있다. 항균작용이 있는 정유를 사용하면, 무좀(백선증) 예방 등이 가능하다.

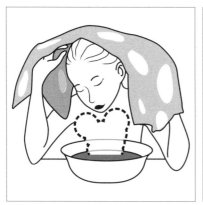

①습식흡입법(濕式吸入法)

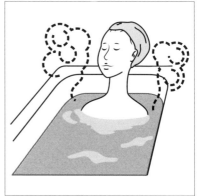

②전신욕(全身浴)

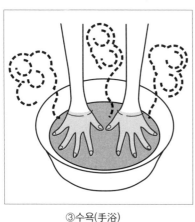

③수욕(手浴)

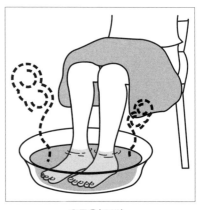

④족욕(足浴)

그림-7 · 정유의 생활화

*습식흡입법은 정유 2~3방울을 뜨거운 물에 떨어뜨린 후 머리를 타월로 덮어 증기가 새어나가지 않게 감싼 후에, 5~10분 동안 코로 깊게 숨을 쉰다. 호흡기 질환에 매우 효과적이다.

향기치료——— 좋은 향을 맡으면 좋은 기억이 떠오른다

피부에 직접 흡수

아로마 트리트먼트(aroma treatment)는 정유의 유효 성분을 피부를 통해 직접 흡수시키는 방법이다. 정유를 식물성 캐리어 오일(알코올 희석제) 등에 용해시켜 마사지한다. 정유는 지용성이므로 트리트먼트하면 유효 성분이 피하조직에 침투하고, 모세혈관을 통해 혈관에 들어간다. 유효 성분이 체순환을 통해 전신을 돌면서 여러 작용을 일으킨다. 우선 근육 이완(뭉침을 완화), 발한작용, 혈행 촉진, 이뇨작용, 부종 경감, 통증 완화를 기대할 수 있다. 심리적으로 정신적인 평온함, 감정의 해방, 시술자와의 커뮤니케이션 촉진 등을 꾀할 수 있다.

아로마 트리트먼트는 휘발성분인 냄새 분자가 코를 통해 유입되어, 뇌(중추신경)와 호흡기에 작용하고, 이에 더하여 피부에 마사지하면 그 효과가 한층 높아진다. 암환자가 고통받는 통증은 교감신경을 자극하여, 불면이나 근육경직을 초래하고, 더불어 증상을 악화시킨다. 이런 증상에는 아로마 트리트먼트가 유효하다. 외부로부터 가벼운 자극과 압력을 가하면 혈액이나 림프의 흐름을 촉진된다. 하지 정맥류에 의한 부종이나, 암 제거 수술로 인한 림프절 절제 후에 나타나는 림프 부종 등의 개선에도 효과를 볼 수 있다.

정유 성분에는 아주 강한 작용이 있는 것도 있다. 따라서 시술 직전에 패치테스트를 행할 필요가 있다. 트리트먼트를 행할 때

반드시 캐리어 오일로 희석한 것을 패치테스트 한 후에 사용해야 한다. 패치테스트란, 팔 안쪽에 한 방울 묻혀 피부의 변화를 관찰하는 테스트 방법이다. 강한 자극성이나 발작을 유발하는 정유의 사용은 피해야 한다.

원액을 직접 바르는 것은 피부 트러블의 원인이 되므로, 원액을 직접 바르는 것도 피해야 한다. 정유의 한 방울은 0.05㎖ 정도이다. 처음 사용할 때는 한 방울이나 두 방울을 5㎖의 캐리어 오일에 희석한 농도 1~2% 수준이 좋다. 일반적으로 성인에게는 농도 2~3%로 하는 게 효과적이다.

에피소드 2 베르사유 궁전의 악취를 쫓는 향수

고대 이집트에서는 향유나 몰약 등의 향료의 방취 효과가 잘 알려져 있어 미라 제작에 이용되었다. 또한 클레오파트라가 율리우스 카이사르를 유혹하기 위해 전신에 장미 향유를 바르고 침실을 장미꽃으로 꾸며놓았다는 일화는 유명하다.

프랑스에서 앙리 4세와 결혼한 메디치 가문의 카트린느 드 메디치는 향수를 결혼식 때 몸에 지녀 냄새를 잡았다고 한다. 이를 계기로 프랑스 궁정에서는 향수 붐이 일어났다. 향수는 왕족과 귀족의 지위를 나타내는 심벌이 되었다. 이에 주목한 이가 태양왕이라고 불리는 프랑스왕 루이 14세이다. 그 자신이 장미향을 아주 좋아했기 때문에 재스민 등 고가의 정유를 풍족하게 사용했다.

향수는 아주 고가였으므로 루이 14세는 향수 산업의 진흥으로 국고를 늘릴 수 있었다. 지금도 여전히 향료 식물 재배가 성행하고 있는 남프랑스 그라스지방은 당시부터 유럽 유일의 재배지가 되었다.

마리 앙트와네트를 상징하는 꽃도 장미였다. 그녀는 꽃잎을 듬뿍 띄운 아로마 목욕을 즐겼다.

왜 프랑스의 왕족과 귀족에게 향수가 이 정도로 사랑받고 있었는가. 당시의 궁정은 터무니없을 정도로 고약한 냄새가 났다. 당시엔 목욕이 몸에 나쁘다고 여기고 있었기 때문에 귀족들의 체취는 굉장히 고약했고, 가구와 마구 복식품에 사용됐던 가죽 제품도 악취를 내뿜었다. 무두질 기술이 발달되지 않아 가죽 장신구에서는 상당한 악취가 났다. 이런 악취를 없애기 위해 향수는 왕족과 귀족의 필수품이 된 것이다.

일반적으로 향수란 정유를 알코올로 희석시킨 것이다.

현재의 향수는 합성 향료를 사용해서 많은 사람들이 쉽게 구할 수 있는 가격이 되었지만, 당시 향수는 부와 권력의 상징이었다.

정유 추출 방법

가장 일반적인 스팀(수증기) 증류법 또는 압착법으로 제조된다. 식물이 가진 천연 성분은 열에 의해 변질되기 쉽기 때문에 가능한 고열로 가열하지 않고 추출하는 것이 중요하다. 각 정유별로 추출 시기는 다르다. 정확한 추출 시기 여부가 순도에 영향을 미친다.

정유의 추출량은 원재료 식물의 양에 비해 매우 소량이다. 예를 들어 장미꽃 1,000g에서 추출되는 정유는 단 5g 정도이며, 가장 널리 알려진 라벤더 정유도 라벤더 100g에서 약 2g 정도의 정유만 추출된다.

정유는 식물의 여러 부위에서 다양하게 추출된다.

꽃: 재스민, 오렌지블로썸, 장미, 일랑일랑

꽃과 잎: 로즈메리, 라벤다, 페퍼민트

나무: 시더우드, 샌들우드

열매: 쥬니퍼

과일: 만다린, 오렌지, 레몬, 라임

스팀 증류법: 가장 일반적인 추출법

먼저 수증기 증류법을 소개한다. 증류 가마에 원료 식물을 넣고 수증기를 직접 채취한다. 식물이 지닌 다수의 방향화합물(芳香化合物)과 수증기의 압력의 합이 균등해지면, 방향화합물과 수증기에 녹아든 수용성의 식물 성분이 증류 가마 상부 관을 타고 상승해서 냉각기를 통해 하부에 설치된 성분이 모아진다. 탱크 안에는 물보다도 비중이 가벼운 정유가 상층부에 뜨게 되며, 하부에는 식물 성분이 녹아든 방향 증류수가 모인다. 상층부를 분리 탈수해 정유를 채취하며, 하부에 고인 방향 증류수도 식물의 유효 성분이 녹아들어 있기 때문에 화장수나 화장품 원료로 사용된다.

식물 원료는 360℃ 정도의 화합물에서 증류가 가능하기 때문에 열에 의한 식물 성분의 변성은 거의 일어나지 않는다. 앞에 설명한 대로 정유는 대량의 원료로부터 소량만을 추출할 수 있다. 그만큼 대량의 원료가 필요하기 때문에 정유는 아무래도 고가가 될 수밖에 없는 것이다.

직접 증류법

증류 가마에 원료 식물이 충분히 잠길 때까지 물을 붓고, 가마를 직접 가열한다. 수증기 증류법과 마찬가지로, 방향화합물과 수용성의 식물 성분이 녹아든 수증기를 식혀, 정유와 방향 증류수를 채취한다. 수증기 증류에 비해, 증류 시간이 길고, 식물 원료를 찌기 때문에 에스테르(ester) 등의 화합물은 분해된다. 이 방법으로 추출되는 정유가 로즈오토(Rose otto)이다.

솔벤트 추출법: 용매 추출법

재스민처럼 포함되어 있는 에센스의 양이 아주 적은 경우에 하는 추출법이다. 용매 추출에서는 분자량이 큰 염화수소도 동시에 추출되기 때문에 저온에서 알코올 처리하고, 불필요한 염화수소를 제거한다. 용매 추출은 열이나 증류에 의해 분해되기 쉬운 화합물 혹은 증류로는 얻을 수 없는 방향화합물을 추출한다.

식물을 솔벤트에 담근 후 화학적 처리를 거쳐 오일과 솔벤트를 분류하는데, 잔여물은 대부분 제거된다. 펜탄(pentane)이나 헥산(hexane) 등의 유기 용매를 사용하기도 한다. 이를 통해 얻은 정유는 '앱솔루트(absolute)'라고 붙여진다. 이 방법으로 추출되는 정유는 대표적으로 재스민(jasmine), 로즈이다. 고(高)휘발성 추출물을 얻을 때나 다른 추출법으로 할 수 없을 때 사용한다.

압축법: 과일류 추출에 사용

과일 껍질에 다량의 정유가 함유되어 있는 오렌지나 레몬 등의 감귤류 정유를 채취할 때 이용되는 방법이다. 호호바 오일(jojoba oil)이나 스위트아몬드 오일(sweet almond oil) 등의 캐

향기치료──── 좋은 향을 맡으면 좋은 기억이 떠오른다

리어 오일(carrier oil)도 이 방법으로 제조된다.

저온진공 추출법

최근 개발된 추출 방법이다. 장점은 ①40℃ 전후의 저온에서 추출하기 때문에 열에 약한 정유 성분은 자연에 가까운 형태로 추출할 수 있다. ②용제나 수증기 등을 일체 사용하지 않으므로 100% 원료에서 유래한 방향 성분 추출이 가능하다. ③추출 기기가 비교적 저렴하고 조작도 간단하다. ④정유 추출률을 비교하면, 수증기 추출법이 0.05%, 초임계 추출법이 0.1%인데 대해, 저온진공(低溫眞空) 추출법은 0.5%로 효율적이다.

저온진공 추출법은 다른 추출법과 비교해서 유효하게 천연 성분을 그대로 유지할 수 있다. 저온진공 추출법을 널리 사용할 수 있다면, 보다 질 좋은 정유를 비교적 저렴하게 얻을 수 있다.

기타 추출법: 초임계 추출법

비교적 새로운 추출법이 초임계 추출법이다. 물질에는 액체와 기체가 공존할 수 있는 임계 온도와 임계 압력이 있다. 이 임계점을 넘은 유체를 이용하여 추출한다. 초임계 유체로써 많이 사용되는 것은 액화 탄산가스이다. 액화 탄산가스는 저온에서 초임계 상태가 되므로 열에 약한 성분을 추출할 수 있다. 이 방법은 식용 참기름 제조에 이용된다.

정유의 순도를 알아보는 방법과 그 용법

①한 방울의 정유를 손가락 위에 떨어뜨려 기름기가 느껴지면 식물성 오일과 혼합되어 있을 가능성이 높다.

②정유 한 방울을 물에 떨어뜨렸을 때 물에 뜨지 않고 물과 잘 혼합되거나 물이 탁한 색으로 변하면 유화제가 섞인 화장용이나 공업용일 수 있다.

③냄새를 맡아보아 알코올 냄새가 나면 알코올이 섞였다고 볼 수 있다.

④정유는 대개 3년 정도 효능이 지속되며, 과일에서 추출한 정유는 보존 기간이 짧다.

⑤네 종류 이상 정유를 혼합하면 오히려 효과가 떨어지는 경우가 많다. 정유 2~3종류를 적정비율로 혼합 사용하며, 8~10ml 정도면 1회 전신 마사지 양으로 충분하다.

향기치료——— 좋은 향을 맡으면 좋은 기억이 떠오른다

제 **3** 장

아로마테라피에
응용되는
정유와 효능

~'식물의 힘'이 응축된 정유

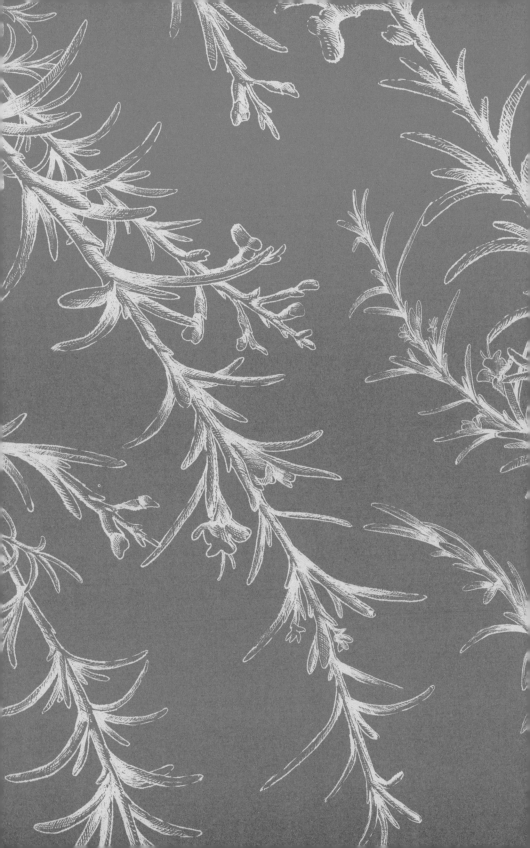

바질
(Basil, 香菜津液; 향채진액)

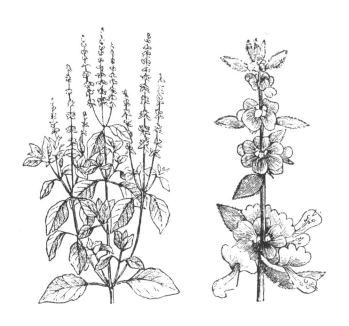

    고대 그리스 귀족들이 향수를 이용한 목욕과 마사지요법으로 사용하였다. 이집트인들은 신에게 바치는 제물로 정유를 사용하였으며, 몰약의 에센스와 혼합하여 시신을 부패하지 않게 보관

하여 미라를 만들었다. 잎과 꽃이 핀 선단부에서 추출한다. 달콤한 엷은 약초 향이 특징이다.

특성

매우 깨끗하며 강렬함, 신선함, 시원함, 달콤한 푸른색의 엷은 약초이며, 아프리카의 토착 식물이다. 유럽에서는 요리에 사용되는 약간의 자극적인 향이 유명한 허브이다.

효능

- 신경정신과: 신경 기능을 강화시켜 주고 긴장을 풀어주며 마음을 안정시켜줌으로 피로, 근심, 두통, 편두통, 스트레스, 우울증을 해소하면서 집중력을 높여준다. 정신적으로 쇠약할 때 신경계에 좋은 강장제로써, 히스테리와 신경 장애를 진정시키며 우울 증세가 마음을 고양시키는 효과가 있다.
- 호흡기 계통: 코막힘, 천식, 기관지염, 독감, 백일해 등의 치료에 자주 사용
- 내과: 구토, 위경련, 메스꺼움, 소화불량에 유효
- 부인과: 에스트로겐 호르몬과 유사한 작용으로 소량의 월경, 유방 팽만, 월경불순 사용

주의할 점

이 정유는 보통 자극작용을 하며, 과도하게 사용 시 마비작용을 일으킨다. 임신 중 사용을 금한다.

—

베르가못

(Bergamot, 陳薄荷津液: 진박하진액)

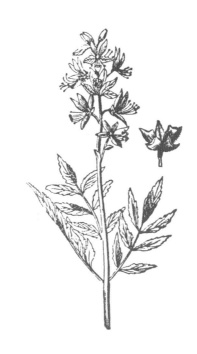

이탈리아에서 민간요법으로 널리 사용되며, 마을 이름에서 유래된 것이다. 이 마을에서는 옛날부터 베르가못을 해열제로 사용해왔다. 주로 이탈리아, 남미, 서아프리카에서 재배된다.

특성

오렌지나무과에 속하며, 정유는 다양한 감귤류 식물의 신선한 껍질에서 추출한다.

이완, 최면 효과가 뛰어나며 스트레스, 불면증, 감성 조절이 잘 되지 않고, 내적으로 긴장했을 때 효과적이다.

- 피부과: 정신을 고양시켜 주고, 여드름, 스트레스로 인한 피부 트러블이 있는 사람에게 효과적이다. 유명한 프랑스의 약초학자 모리스메세게는 1975년 이 정유가 상처, 농(膿), 부스럼의 소독에 탁월하다고 추천했다. 입 주변의 헤르페스, 수두, 대상포진에도 효과적이다.

- 정신과: 이탈리아인 의사 바이르로스베스트는 이 정유가 우울증과 초조감을 치유한다고 추천했다.

- 내과: 인도에서 베르가못은 식욕을 조절하는 작용이 있다는 연구 결과가 나왔다. 구강 멸균제로 구강 질환과 인후염, 편도선염에 효과가 있는 것이 입증되었다.

- 비뇨기계: 소독작용이 있으므로, 방광염에는 저농도 1%로 희석한 오일을 목욕물이나 세숫물에 넣어 좌욕한다.

- 부인과: 에스토르겐(난포호르몬) 성분이 많기 때문에 뛰어난 진정 효과와 항우울증 효과가 있어 주목받고 있다. 자궁 강장 효과가 좋아 성병을 치료 예방하는데 쓰기도 한다.

기타 효능: 뛰어난 곤충기피제로 애완동물의 식물 접근을 막는데 쓴다. 소독작용과 항균작용이 있기 때문에 공기 감염에 의한 박테리아균부터 막아준다.

• 주요 성분: 초산리나릴, 리모넨, 리나놀, 베네가프덴

피부 자극성 때문에 1% 혹은 그 이하의 저농도로 희석해서 사용해야 하며, 묽게 해서 정유를 사용해야 한다. 원액을 사용하면 피부 염증을 일으킬 수 있다.

—

캐모마일

(Chamomile, *母菊津液*; 모국진액)

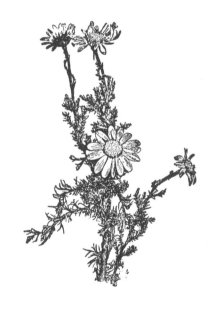

고대 이집트인들은 신성하고 아름다운 꽃으로 여기며 태양신

에게 바친다고 생각해 왔다. 종교적인 의식에 사용되었으며, 의학적으로는 발작과 열을 멈추는데 사용되었다. 약초학자 니콜라스칼페퍼(영국 의사)는 1652년 캐모마일 달인액을 희석 입욕으로 피로감을 해소하고, 통증을 완화한 효능을 본 이후 유럽에 크게 유행했다.

특성

캐모마일은 유럽, 북아프리카, 그리스, 미국, 러시아 등 구석구석 자라며 야생으로 흔히 볼 수 있다. 오일은 저먼(german), 로먼(roman)으로 2가지 종류가 있다.

효능

로만 캐모마일은 에스테로겐 성분이 다량 함유되어 있기 때문에 진정 효과가 뛰어나다. 저먼 캐모마일은 진한 감색의 카마즈렌이 풍부하게 함유되어 있기 때문에 항염증에 아주 좋다. 증상을 진정시키고, 안정시킬 필요가 있을 때는 먼저 이 정유를 사용한다.

- 피부과: 어느 피부 타입의 피부에도 잘 맞는다. 소독작용이 있고, 희석해서 염증 피부나 햇볕에 그을린 피부에 바르면 효과를 볼 수 있다. 여드름, 습진, 건선, 알레르기 피부, 아토피성 피부, 유두의 균열에 뛰어난 효능을 가지고 있다.
- 기타: 근육통, 요통, 좌골신경통, 염좌, 류머티즘 관절의 부기를 누그러뜨린다. 소아과 어린이치료에 아주 적당하므로 희

석하여 사용한다. 세균과 싸워 몸의 방어력 강화하는 백혈구 생산 촉진 능력이 있다.

—

클라리세이지
(Clary-Sage, 艾葉津液: 애엽진액)

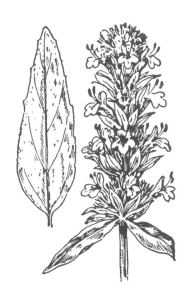

로마인에 있어서 클라리세이지는 '만능 약'이라 하였다. 라틴어 어원은 '구하다'라는 뜻이다. 이 정유는 이집트에서 불임 여성의 치료를 위하여 사용되었으며, 신성한 약초로 알려져 있다. 또한 중국에서는 약제로 수세기 동안 사용하였다.

약초 클라리세이지는 프랑스와 러시아에서 재배되었고, 정유에는 잠재적인 독성이 없다. 일반적인 샐비어종으로 거칠고 주름진 잎을 가지고 있으며 관목처럼 생긴 약초이고, 오일은 건조시킨 잎으로부터 추출되며 따뜻하고 달콤하고 강하며 신선한 허브향이 난다.

효능

자궁에 좋은 강장제로 자궁질환에 잘 들고 산후우울증 해소에도 효과적이다. 강장 소화 촉진작용을 하고 해열, 청혈작용도 뛰어나다. 두뇌 근육의 작용을 강화시키고 기억력을 높이며 우울하고 마음이 불안정하거나, 혼란스러울 때 마음을 느긋하게 해준다. 이 정유는 행복감을 주며 기분을 밝게 고양시키는 특징이 있어서 근심과 절망감에 빠져 있을 때 큰 도움을 준다.

- 부인과: 여성의 생리불순, 폐경증후군, 생리통, 불임 증상에 최고 효능을 보인다.
- 내과: 관절염, 세균성 감염, 인후염, 수분이 몸밖으로 배출되지 못하고, 정체되어 있는 부종을 완화시킨다. 원기를 도와주는 효과가 있고, 항바이러스, 항박테리아 효능을 가지고 있으며, 편도선염을 편안하게 하고 거담제로 사용한다.
- 피부과: 세포 재생작용을 한다. 특히 머리카락의 성장을 촉진하며 두피의 여러 장애를 호전시킨다. 피지의 과잉 생산을 줄

여 기름기가 많은 모발과 비듬을 제거하는 효능이 있다.

- 주요 성분: 초산리나닐, 리나들, 피넨, 밀선, 스쿠라레올

 # 주의할 점

진정 효과가 상당히 높기 때문에 양을 과하게 하면 머리가 멍하게 되기도 한다. 알코올과 같이 섭취하면 구토가 나며 과량 사용 시 두통의 원인이 된다.

—

사이프러스

(Cypress, 柏樹果津液; 백수과진액)

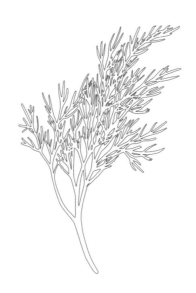

대부분의 문화권에서 "영원의 생명"을 의미하는 나무로, 플라

톤은 이 수목을 불에 비유했다. 신선하고 향긋한 향기는 기분을 상쾌하게 한다. 고대 그리스에서는 결핵 환자를 사이프러스 숲에서 보내도록 하는 관습이 있고, 그 공기를 호흡하는 것으로 증상이 가볍게 되었다고 한다. 현재 정유를 호흡기 질환 치료에 사용하고 있다.

특성

키가 큰 상록수이며, 원산지인 키프로스섬의 지명에서 유래되었으며, 알제리와 남프랑스 같은 지중해 지역에서 자라고 있다. 오일은 나무, 잎, 나뭇가지, 방울 열매를 증류시켜 추출한다. 투명하고 엷은 노랑 또는 녹색 빛을 띤 오일은 신선하고 강한 향을 지니며 소나무를 연상시킨다.

효능

- 순환기 계통: 진경(鎭痙)작용이 있기 때문에 손수건에 2방울 떨어뜨려 깊게 마시면 감기, 독감, 백일해(百日咳) 치료에 효과가 있다.
- 심리적 효과: 진정작용이 있어서 성급한 사람들에게 효과가 있다. 또 정상으로 되돌리는 밸런스 작용도 한다. 혈관 수축 작용으로 인해 정맥류와 치질에 도움을 준다.
- 동통 질환: 마사지 오일에 배합하면 타박성 멍을 작게 하거나 치질, 정맥류 환부, 류머티즘 통증 후유증에 효과가 좋다.
- 내과: 손발에 땀이 나는 사람에게 매일 세면대에 정유 2방울

을 넣어 수욕이나 족욕으로 마사지한다. 진정제로 사용되어 신경의 긴장 상태를 풀어주기도 한다.

• 피부과: 수렴작용이 있기 때문에 땀이 많은 지성 피부에 효력이 발생한다. 안면홍조, 호르몬 불균형, 과민증 등 갱년기 장애를 진정시키는 효능이 있다. 피부 노화를 저지하는 효능이 있다.

• 부인과: 생리통, 폐경기 통증에 효과가 있다. 난소기능부전을 정상화시키고 월경통과 과다 출혈을 정상으로 호전시킨다.

짤막상식

사이프러스는 키프로스 섬에서 숭배하던 나무로, 섬의 이름에서 나무의 이름이 유래되었다. 십자가를 만들던 나무로 알려져 있으며, 그리스와 로마에서는 주로 묘지에 심었다. 페니키아와 크레타에서 가옥과 선박 건조에 사용하면서 실용적으로 쓰이게 되었다.

키프로스는 국가명이기도 하며, 국기에 사이프러스가 장식되어 있다.

유칼립투스
(Eucalyptus, 按葉津液; 안엽진액)

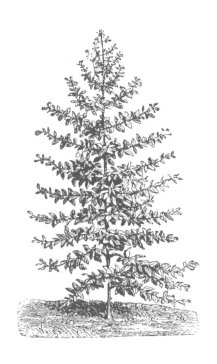

옛날부터 호흡기계 증상에 자주 사용한다. 에센스 오일은 감기나 코막힘 치료 약제로 사용하였다. 흉부 증상이나 근골격근의 상태를 조정하고 공기 정화에도 이용된다. 18세기 말 유럽에서 확산 유래되었으며, 정유는 1850년대 이르러 상업적으로 유통되기 시작했다. 최근 연구에 의하면 진통 및 항염증 작용이 확인되었고, 부기를 막아 치유를 촉진하는 것이 보다 분명해졌다.

은빛, 녹색을 띠며 잎은 노란빛 오일을 생산하며 시원한 장뇌 향을 내뿜는다. 신선한 잎은 다목적 에센스 가운데 가장 효과가 뛰어난 오일이 추출된다.

효능

피부를 차게 하지만 근육을 따뜻하게 하고 류머티즘에 좋다. 티네올을 함유한 것으로 진통 효과가 있고 열을 내린다. 호흡기 증상이 있을 때 손수건에 2방울 떨어뜨려 흡입하거나 마시거나, 희석해서 흉부를 마사지하면 강력한 소독, 살균 효능을 발휘하며, 거담작용을 한다. 알레르기와 감염증에 좋고 몸속 면역력을 강화시킨다. 천식, 기관지염, 독감, 감염증, 염증에 치료에 효과가 있다. 편도선염에는 목 근육의 이복근(턱밑에 있는 근육) 통증이 있는 자리에 한 방울씩 발라주면 효과를 볼 수 있다. (약용으로 멘소래담 사용)

- 비뇨기계: 강한 이뇨제로 사용되고 머리를 맑게 해주는 것으로 알려져 있다. 방광염이나 설사 등에 효능이 있다. 담석을 용해시키며, 당뇨 환자에게 특히 유효하며, 당뇨 수치를 낮추는 데 효과적이다.
- 한의학: 매핵기(목이 답답한 증상)에는 천돌혈에 1방울을 발라주면 효과를 볼 수 있다.
- 주요 성분: 티네올, 피넨, 리모넨

　매우 강력한 정유임으로 용량에 주의해야 한다. 고혈압과 간질병 환자에게는 사용을 금하는 것이 좋다.

—

펜넬

(Fennel, 茴香津液: 회향진액)

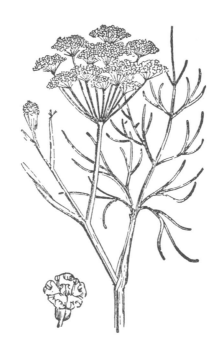

　고대 그리스 로마인들은 회향을 지닌 씨앗이 체력을 돋궈 악

령을 물리치고 벼룩을 없애며 숨쉬기를 편하게 해준다고 생각하였다. 역경에 처했을 때 힘과 용기를 준다고 여기며 장수에 쓰인다고 알려져 있다. 탁월한 정화 능력으로 과음·과식으로 생기는 독소를 제거하는 특성으로 귀한 약제로 애용되었다.

특성

일반적으로 잘 알려져 있는 부드럽고 달콤한 향으로, 기분을 상쾌하게 하며, 아니스 열매와 같은 향이다. 사철식물 회향은 유럽 바다 근처에서 자라며 곱고 푸른빛을 띤 깃털 같은 잎을 갖고 있다. 노란 꽃들은 벌을 유혹한다. 허브 중 하나로 싱싱한 잎사귀는 생선 요리에 등장한다. 한약재로 사용하고 정유는 씨앗에서 추출된다.

효능

- 내과: 이뇨제로 잘 알려져 있다. 복통, 헛배부름, 변비, 소화불량, 신장결석, 매스꺼움, 비만 치료(호호바 오일에 희석)에 효과적이다. 헛배 부르고, 가스가 찰 때 한 방울을 물에 희석해 복용하면 바로 효과를 볼 수 있다. 소화작용을 도와 헛배부름, 변비를 해소시키며, 복통을 완화시켜 주고 신경과 위장을 튼튼하게 한다. 시력 감퇴 시, 눈의 세안액으로 이용된다.
- 부인과: 여성들의 월경불순에도 좋고, 정화작용을 돕는다. 폐경기 통증이나 갓난아이를 키우는 산모에게 모유 산출을 증가시킨다.

강력한 향유로써 용량이 과다하면 쉽게 중독되며 임신 중에는
사용을 피한다.

프랑킨센스
(Frankincenes, 乳香津液; 유향진액)

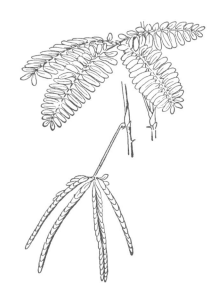

유향으로 알려져 있으며, 고대 이집트인들이 방향제로 처음 사
용한 나무의 진액이다. 고대 종교의식 중 악령을 물리치기 위해
사용되었고, 지금도 사용하고 있다. 정유는 값어치 있는 유용한

물건으로 유래되어 고귀한 돌로 평가되었으며, 예수의 탄생을 축하하기 위해 동방박사 세 사람이 예방할 때 가져온 것이다. 중국과 우리나라에서는 감염증, 통증 완화 한약제로 사용하고 있다. 수목 향으로 향긋한 레몬 향이 나는 잊히지 않는 향 내음을 풍긴다.

특성

나무줄기를 깊게 베어 나무의 진액이 스며 나오게 하며, 공기와 접촉할 때 딱딱하게 굳어진다. 에센스는 강한 향을 띠며, 몰약과 혼합해 레몬 향으로 제조된다.

효능

독일에서는 류머티즘 질환 치료에 사용되고 있다.

- 호흡기계: 항염작용, 소독작용, 항균작용, 기관지염, 기침 그리고 후두염인 경우 거담약으로 유익하게 사용한다. 정유는 기관지를 확장시키기 때문에 폐 감염증에 동반하는 증상을 완화시키는 효과가 크다. 호흡기에 대한 탁월한 효과로 숨 가쁨을 진정시키며 천식 환자에게 유효하다. 이밖에 향을 깊게 들이마시면 위안 및 회복작용과 아울러 과거와 연결된 심리 불안과 강박 관념을 완화시켜 준다.
- 부인과: 산후우울증을 완화시키고 유방 염증을 치유하기도 한다.
- 비뇨기계: 방광염, 신우염 그리고 비뇨 감염증 전반의 고통을

덜어 준다.

- 내과: 위의 통증을 완화시키고, 소화를 도우며 소화불량과 트림의 원인을 제거한다.
- 피부과: 노화에 활기를 불어넣고 주름 완화 효과가 있다.

—

제라늄
(Geranium, 冬葵子津液; 동규자진액)

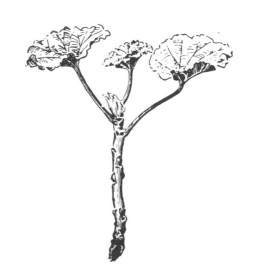

아프리카 대륙 남부가 원산지이며, 17세기 무렵 유럽 대륙에 전래되었다. 고대에는 종양, 화상, 상처를 치료하기 위해 사용되었다. 민트 향이 섞인 장미 향을 풍긴다.

향기치료——좋은 향을 맡으면 좋은 기억이 떠오른다

특성

종류만 해도 700종 이상으로 향기가 있는 품종이 많다. 향기는 장미와 닮았고, 공동화학성분도 많아 장미 정유를 늘리는데 종종 혼합된다. 정유는 잎, 줄기, 꽃에서부터 증류된다.

효능

- 신경과: 감정의 변동, 마음을 고요하게 해주고 용기를 북돋아주며 심리적 긴장을 완화하고 스트레스 방지, 우울 불안 해소에 효과적이다. 진정제 효과를 지니고 있어, 신경계 질환과 우울 증상에는 값을 헤아릴 수 없이 귀중하게 여긴다. 침울함을 해소하고 신경 긴장으로 고민하는 사람의 기분을 풀어준다. 생리 전의 불안정한 기분을 안정시킨다.

- 이비인후과: 인후와 구강의 각종 감염증, 입속 궤양을 치료하는데 효과적이다. 1933년 프랑스에서 연구에 의해 구강내 감염을 일으키는 칸디다증에 효과가 명백하게 나타났다.

- 피부과: 청결작용을 하고 진정 효과가 있어 스킨케어에 좋다. 순환기 질환과 상처 같은 피부 질환에 유효하고 제라니올과 리나롤이라는 마일드한 알코올을 풍부하게 함유하고 있어서 어느 피부 유형에도 효과를 볼 수 있다. 항균작용과 살충 효과가 작용하기 때문에 피부 트러블과 여드름, 대상포진, 백선, 습진의 치료에도 효과적이다. 동상에 걸렸을 때 물에 희석하여 발을 씻어주면 효과를 볼 수 있다. 부종을 개선하는 작용

때문에 셀루라이트 오일 제조에 쓰인다.

- 비뇨기과: 이뇨 특성이 있으므로 체내 노폐물 배출과 간장과 신장에 효과가 있다. 신경통을 이완시켜 주기도 한다.

 # 주의할 점

민감 피부에 자극을 줄 수 있으며, 호르몬계에 자극을 주는 것으로 임신 중에는 피한다.

그레이프프루트
(Grapefruit, 自懞津液; 자몽진액)

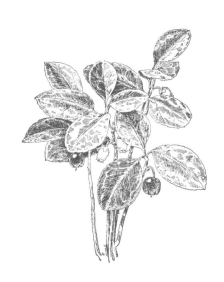

자몽유라고도 한다. 원산지는 아시아인데 지중해에서 장식용

향기치료──── 좋은 향을 맡으면 좋은 기억이 떠오른다

수목으로 많이 재배된다. 오렌지의 잡종에서 파생되었고, 일상생활에서 먹는 과일에서 오일을 추출하며 식품, 화장품, 향수 성분으로 널리 사용되고 있다.

특성

광택 있는 잎을 가지고 있으며, 격조 높은 신선한 레몬 향이 정신을 일깨워 준다. 정유의 대부분은 이스라엘, 브라질, 미국에서 생산되며, 사람에게 행복감을 주며, 가벼운 최면 효과를 가져다준다.

효능

무기력하고, 감성이 불규칙적이며 정신이 혼란할 때 몸과 스킨케어용으로 추천한다.

- 피부과: 이뇨 특성이 있어서 셀루라이트(지방층)를 줄이는 작용을 한다.
- 신경정신과: 스트레스 상태 해소에 효과가 있으며, 조울증을 안정화시키므로 중추신경계의 균형작용을 해준다. 신체적으로 림프계를 자극하고, 조직 세포에 영양을 공급하며 체액의 흐름을 조절한다.
- 부인과: 월경전긴장증과 임신 중 불쾌감을 완화한다.

재스민

(Jasmine, 素馨花津液; 소형화진액)

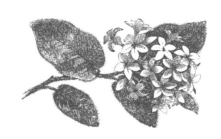

고대 아랍민족, 인도, 중국인들은 몸에 뿌려 향을 내기도 하며, 실내 향기와 허브티의 향을 돋우는 데 다목적으로 사용되고 있다. 16세기 페르시아에서 유럽으로 전래되었고, 재스민꽃은 아주 좋은 향기를 내뿜고, 향기는 최음작용으로 알려져 있다.

16세기 인도에서 이 식물을 들여온 토스카니 대공은 향기가 너무 좋아, 이것을 독점하려고 정원사에게 재스민 가지를 외부에 내는 것을 금지시켰다. 그는 사랑하는 연인에게 꽃다발을 보냈고, 꽃을 팔아 가난한 정원사의 결혼 비용을 만들었다고 한다.

특성

재스민종은 동인도와 이집트의 향토 식물이며, 남프랑스, 스페인, 알제리, 모로코, 인도와 이집트에서 재배되고 있다. 가냘픈 하얀 꽃은 기초 과일 향과 같이 달콤한 향을 방출한다. 홍색의 오일은 짙고, 호화로우며 따뜻하고, 색다른 꽃향기를 내뿜는다. 장미와 함께 향수 제조에 필수 원료이며, 값비싼 방향 식물의 하나이다.

효능

심리적으로 근심과 우울함을 덜어준다. 성적으로 정욕제로써 불감증과 성적 무기력을 치료하는 것으로 유명하다. 여성 생리통의 고통을 덜어주며 염증이 생긴 피부를 진정시킨다.

생리통일 때 복부와 허리에 발라준다. 자궁 수축을 강화시켜 분만을 촉진하고 고통을 덜어준다. 남성에게도 정자의 수를 증가시킴으로써 불임증 개선에 효과가 있다. 임포텐츠와 조루증, 여성의 냉감증과 같은 성적 장애도 효과를 보인다.

인도 전통의학 아유르베다에서는 혈액의 정화제로 사용한다. 마음 건강에 정신 고양 작용, 활성화 작용이 있다. 우울한 기분을 덜어주고, 무기력한 상태를 치료한다.

향기가 아주 좋아 피부를 건강하게 하기 때문에 스킨케어에 잘 사용한다. 두피 마사지에 좋은 향기로 사용할 수 있다.

- 한의학: 중국에서는 꽃을 간담(肝膽) 치료에 사용하고 차를 희석하여 마신다.

주의할 점

최음, 통경작용이 있어서 임신 중 사용을 금한다. 방향이 강해 용량을 적게 사용해야 한다.

쥬니퍼

(Juniper, 朱花果津液; 주화과진액)

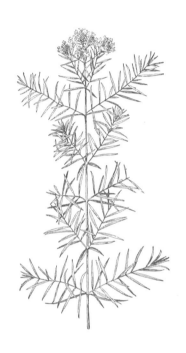

노간주나무라고도 불린다. 기분을 상쾌하게 만드는 가벼운 수목 향이다. 고대 그리스에서 유행병과 싸우기 위해 쥬니퍼를 태워 향기를 냈고, 1865년 독일에서 콜레라, 1870년 프랑스에서 천연두가 크게 유행했을 때도 동일하게 사용하였다.

로마제국의 장로 카토는 쥬니퍼 열매에 이뇨작용이 있어 배뇨를 촉진한다고 생각했다. 북아메리카, 아시아, 아프리카와 유럽에서 서식하는 작은 관목이다. 종교의식과 공기 청정 및 전염병을 없애기 위해 잎과 열매를 태워 향을 내는 것으로 유명하다.

특성

상록의 관목으로 두꺼운 가지와 폭이 좁은 잎을 가지고 있는 곱향나무 형태이다. 작고 노란빛을 띤 꽃과 보랏빛 또는 파란 열매를 생산한다. 열매와 잎을 모두 솔잎 같은 강한 향을 지녔지만, 오일은 열매에서 스팀 증류법으로 추출하며 엷은 노란빛을 띤 에센스를 사용한다.

효능

- 비뇨기계: 신장의 작용을 촉진하여 이뇨 효과와 방부제로 요로 감염 치료법으로 방광염과 수분 보유의 치료에 쓰인다. 요산 배출을 도우며, 통풍과 좌골신경통에 효과를 보인다.
- 내과: 수렴작용이 있으므로 부종, 복통, 기침에 해독 특성이 유명하다. 특히 과음·과식의 경우, 독성 물질을 배출시키는 역할을 하며, 치질에도 효과가 있다.
- 부인과: 월경 주기를 정상화시키며, 출산을 안전하게 돕는 효능이 있다.

주의할 점

중한(中寒) 신경 장애가 있을 때나 염증이 있을 때 이 정유를 사용하지 말아야 한다.

라벤더

(Lavender, 蘇葉津液; 소엽진액)

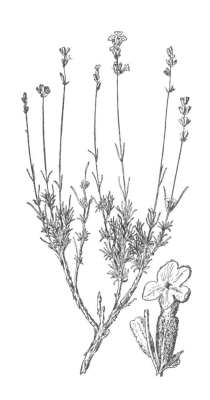

특성

라벤더는 쌉싸름한 허브 향으로 알려져 있다. 라벤더는 신체와 정신의 균형과 회복 기능을 강화한다. 건강 증진의 효과가 있어 지치고, 긴장되고 수면을 잘하지 못할 때 효과적이다.

향기치료——좋은 향을 맡으면 좋은 기억이 떠오른다

살균, 방충, 항염증 효과가 있으며, 태양 광선에 피부가 탔을 때 스킨케어용으로 쓸 수 있고, 벌레 물림에 효과가 있다고 알려져 있다.

라벤더 향은 특히 피부(skin) 안정화에 효과적인 성분으로 알려져 있다. 따라서 화장품 원료로 일반화되어 있다. 에센스(정유)의 입자는 아주 작아서 모공과 땀샘을 통해 피부에 잘 흡수되며, 피부 지방질 속에 잘 녹아들어 모세혈관과 임파 순환을 통해 전신을 순환하게 된다. 인체 내에 정유는 짧게는 몇 시간 길게는 며칠 동안 머물면서 치유 역할을 하는 향이다.

항바이러스 특성으로 인해 결핵을 예방하며, 위액의 분비를 증대시켜 메스꺼움, 구토, 산통, 헛배부름 등에 도움된다.

• 내과: 심장을 진정시키는 작용이 있으므로 고혈압을 낮추고 심장 박동을 늦추는 효과가 있으며, 중추신경 조절작용이 있어서 조울증을 완화시킨다.

주의할 점

저혈압이 있는 사람 중에는 사용 후 감각이 약간 둔해지며, 졸음을 느끼는 부작용이 있다.

레몬

(Lemon, 檸檬津液; 영몽진액)

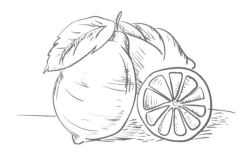

예로부터 레몬은 식용은 물론 약제로 애용되고 있다. 바다에서 항해 전에 괴혈병(비타민 C 결핍으로 여러 신체 부위에 증상을 일으킴)의 예방과 선박의 보관용 생수를 정화시키기 위하여 레몬을 사용한다. 수렴제와 방부제로도 쓰인다. 상처, 타박상, 벌레 물린 곳을 치료하는 데도 사용한다.

특성

특성도 다양하다. 흰빛의 핑크색 꽃과 밝은 노랑의 과일이 있는 레몬 나무는 지중해 여러 국가와 브라질, 미국, 아르헨티나, 이스라엘, 아프리카에서 재배되고 있다. 엷은 노란빛의 오일은 열매와 과일의 껍질에서 추출되어 강하고 예민하며 과일 향은 아로마로 향수 제조에 전통적으로 사용되었다.

향기치료——— 좋은 향을 맡으면 좋은 기억이 떠오른다

레몬 효능은 다양하다. 심리적으로 덥거나 근심 걱정이 생길 때 회복 효과와 진정작용이 있고, 머리를 맑게 하는데, 도움이 된다.

- 피부과: 고도의 방부제와 수렴작용의 특성이 있어 종기, 사마귀 등에 바르면 자연 치료된다.

- 내과: 혈압을 낮추며, 감기, 소화기 질환, 열병, 담석 치료에 효과적이다.

- 순환기 계통: 대한 강력한 강장제 효과를 발휘하므로 혈액 용해하여 흐름을 도우고, 혈관정맥류의 혈액을 완화시킨다. 췌장으로부터 췌액 분비를 도우며, 당뇨병 치료에도 사용되고, 신장과 간울혈을 풀어주는 기능이 있고, 신체 정화작용을 한다. 두통, 편두통, 류머티즘 관절염, 통증을 완화한다.

- 호흡기 계통: 인후통, 기침, 감기, 유행성 독감과 특히 해열의 효과가 좋다. 특히 파손된 모세혈관을 회복시키며, 반흔 조직을 연화시키며, 상하기 쉬운 손톱 보호에 효과적이다.

레몬그라스

(Lemongrass, 香茅津液; 향모진액)

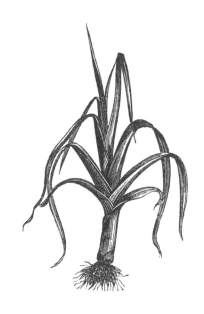

　달콤하고 레몬 향 비슷한 강한 향기를 풍기는 식물이다. 인도, 아프리카 콩고, 인도네시아, 스리랑카에서 달콤한 향을 지닌 식물로 식재료 양념으로 사용한다. 주요 성분인 시트랄(citral, 레몬유 등에 함유된 액체상(狀)의 알데히드; 향료용)은 강한 방부제로 알려졌으며, 옷과 신발의 냄새를 제거하기 위해 사용되었다. 건조한 잎은 태워 정신 집중을 향상시킨다. 인도에서는 찬허브로 통하며, 그 주요 성분인 '시트랄'에 진정작용과 소독작용이

　향기치료─── 좋은 향을 맡으면 좋은 기억이 떠오른다

있다.

특성

긴 줄기를 가진 풀과 같은 열대지방의 식물이다. 에센스(정유)는 신선하거나, 살짝 건조된 풀로 증기 증류법을 통해 추출되며, 상쾌한 레몬 향을 지니고 있다. 감귤류 비누, 향수 그리고 세정제로 많이 사용한다. 심리적으로 레몬과 같은 향기가 심신의 트러블에 작용해서 원기를 회복시킨다. 아울러 중추신경계를 릴렉스시킨다. 정신 피로를 해소하는데 사용하기도 한다.

효능

다양한 효능을 지니고 있는 식물이다.

- 내과: 소화계의 강장제나 이뇨제로 쓰이며, 소독작용, 진통작용도 된다. 항생제 역할을 통해 피부 질환, 인후염 그리고 기관지 질환에 치료하고 두통에 효과적이다. 다이어트 부족으로 오는 비만 환자에게도 사용할 수 있다.

- 피부과: 피부에 바르면 무좀을 치유할 수 있고, 상쾌한 향으로 에너지를 준다. 소독작용이 있어서, 레몬그라스유로 만든 비누로 여드름 치료할 수 있다. 근육통에 탁월한 효과가 있다. 통증을 완화하고 스포츠 선수의 운동 후 마사지에 사용한다. 에너지의 소모가 많은 부위에 특히 효과가 좋다. 자극성 때문에 얼굴, 목, 민감한 피부에 바를 때 주의해야 하고, 저농도(1%)로 사용해야 한다.

만다린
(Mandarin, 橘皮津液; 귤피진액)

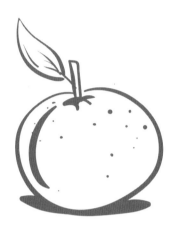

유럽 특히 지중해 지방에서 널리 재배되었고, 지금은 전 세계에 광범위하게 사용한다. 정유의 생산지는 브라질, 스페인, 이탈리아, 캘리포니아 등이다. 고온 다습 지역의 과일이지만, 기온이 낮은 온대 지역에서 출하하는 과일에서 더 향기롭다고 한다.

특성

부드럽고 달콤한 향기가 특징이다. 과일 향을 맡으면, 심리적으로 기분을 회복시켜 주며, 마음을 고양시키는 효과가 있다. 우울과 불안을 없애 주는데 도움을 준다. 소화를 촉진시키며,

향기치료 ──── 좋은 향을 맡으면 좋은 기억이 떠오른다

식욕을 자극하고, 특히 병을 앓고, 난 후에는 우울증으로 식욕을 잃었을 때도 효과적이다.

효능

장을 진정시키고, 장내 가스를 배출하는데 유효하고. 간을 자극하는 효과가 있어서 대사 과정을 정상화시키며, 담즙의 분비를 촉진하고, 지방을 잘 분해시키는 역할을 돕는다. 아울러 섭취하면 원기를 북돋는데 도움을 준다. 정유를 섭취하면 임산부나 월경 전 긴장을 개선시키는 데 자주 쓰인다. 피부에 네롤리, 라벤더와 블렌딩하여 여성들이 애용한다. 외출 시 강한 햇빛을 받을 때 사용하지 않는 것이 좋다.

짤막상식

만다린(mandarin)은 중국어의 관[官]에 해당한다. 과거에 합격한 사람들이 처음에는 낮은 관품에서 출발하여 점차 높은 관품에 오르며 각급 관료층에 충원된다. 'mandarin'이라는 말은 국가의 고문 혹은 장관이라는 뜻의 말레이어 'mantri'가 포르투갈어 'mandarim'을 거쳐 영어로 정착된 것이다. 원래의 어원은 '생각하다'라는 뜻의 산스크리트 어근 'man-'에서 왔다. 그래서 한국에서 '중국집'의 상호명으로 많이 쓰고 있다. 〈다음백과와 나무위키에서〉

마저럼

(Marjoram, 蘊花草津液; 온화초진액)

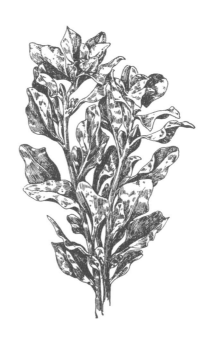

　고대로부터 신경 치료와 근육(筋肉)의 긴장을 완화(緩和)시키기 위해 사용되었으며, 약물 복용으로 인한 부작용의 해독제로 활용되고 있다.

특성

　요리에 사용하는 표준적인 채소 식물이며, 전 세계에서 재배되고 있으며 잎과 꽃봉오리를 통해 정유 추출한다. 냄새가 진하지 않고 그윽하며, 톡 쏘는 듯한 아로마 향으로 남성 향수에 종종 사용된다.

효능

항균작용이 있으므로 경련을 치료하고, 신경 치료에 귀중하게 쓰인다. 이 정유는 진정작용이 있으므로 근심, 불면증, 관절염, 천식, 기관지염, 부비강염, 근육통과 류머티즘의 치료에 사용한다. 두뇌의 긴장을 풀어 주고 굳어진 관절을 유연하게 한다. 발 마사지 사용 시 통증을 완화하고 로즈메리, 유칼립투스와 혼합하여 사용하면 근육통과 감기에 효과가 높다.

• 부인과: 몸을 따뜻하게 하여 생리통과 긴장 완화에 도움되며, 복부와 요부에 같이 마사지하면 더욱 편안함을 준다.

주의할 점

임신 초기에는 사용을 감하고, 최면적 영향을 끼칠 수 있으므로 많은 양을 사용하지 않는 것이 좋고, 성적 욕구를 억제한다.

짤막상식

마조람은 제음약(制淫藥: 성욕 억제제 ; anaphro-disiac: 애내프러디지액) 효과가 있어서 사제단 또는 수도원 교단에서 자주 사용되어 왔다.

─
미르라
(Myrrh, 沒藥津液; 몰약진액)

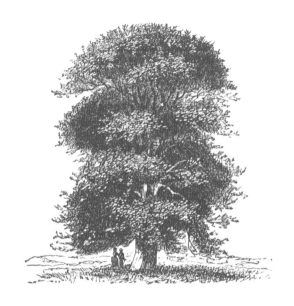

   몰약(미르라)은 이집트인과 그리스인들에게 고귀한 필수품으로 귀하게 여겨졌다. 신을 숭배하는 문명과 종교적 의식의 거행, 화장품, 향수, 약초로 사용하고 있다. 이집트인들은 몰약을 유향과 혼합하여 향유로 사용하였으며, 공기 청정제로 사용했다. 몰약은 관목이 무성한 작은 나무로 아라비아, 소말리아, 에디오피아와 다른 북아프리카 국가의 향토 식물이다.

   향기치료── 좋은 향을 맡으면 좋은 기억이 떠오른다

잎이 향기로우며 진득진득하고 진액이 나오는데, 이것이 노란 빛의 정유이다. 성질은 따뜻하며 가볍게 톡 쏘는 듯한 달콤한 향기를 풍긴다.

효능

- 신경정신과: 기력이 쇠약할 때, 무기력(無氣力)하고 자극이 필요할 때 기분을 고양시켜 주고, 격앙된 감정을 가라앉히는 효과가 있다.
- 내과: 인후에 항염증과 거담약으로 사용, 기관지염 기침 감기를 치유하는데 아주 유용하다.
- 치과: 구강과 풍치의 탁월한 효과가 있다. 특히 구강 궤양, 치은염, 포진 치료에 효과적이다.
- 피부과: 냉각작용이 있으므로 종기, 피부 궤양, 짓무름, 악성 종양을 호전시킬 뿐만 아니라 피부 습진을 진정시키며, 무좀에도 효과가 있다. 다만 임신 중에는 사용을 피해야 한다. 강력한 피부 보호 특성은 괴저 증상에 유효하게 작용하며 조직의 퇴화를 막는다.

주의할 점

통경제(通經劑) 효능이 있으므로 임신 중에는 사용을 피해야 한다.

네롤리

(Neroli, 玳玳花津液: 대대화진액)

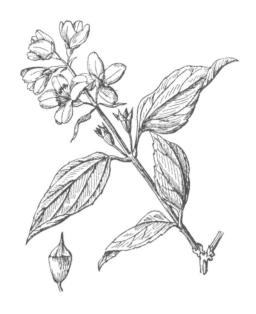

아시아 토착의 비타(vita) 오랜지 혹은 등자나무라 불리며, 아랍의 통상로를 통해 1200년경에 유럽에 전해졌다고 한다.

특성

오렌지꽃은 강장제이며, 정겨운 향기가 기분을 맑게 하고 불안을 진정한다. 특히 아이들이 무척 좋아하는 향이다.

효능

교감신경을 진정시키는 작용이 있으므로 우울증으로 인한 불

향기치료——좋은 향을 맡으면 좋은 기억이 떠오른다

면증이나 신경통, 두통, 어지러움[眩暈]증에 효과적이고, 항진된 심장박동을 진정시키며 혈액 정화와 순환 개선에 효과적이다.

- 소아과: 소아의 성장에 도움이 된다.
- 피부과: 성장 촉진작용으로 피부 세포 재생을 돕고, 피부 탄력성의 개선 작용 및 반흔, 임신선 제거에 효과적이다.

—

오렌지
(Orange)

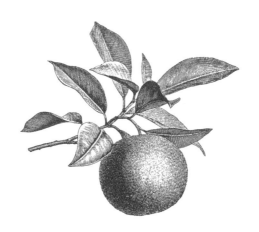

오렌지의 맛은 달콤하고 쌉싸름하다.

특성

정유는 신선한 오렌지 껍질에서 추출하며, 오일 색상은 노란색에서 갈색까지 다양하며, 향수에 많이 사용한다. 향기는 심리적으로 신경계의 불안감, 우울감을 진정시킴과 동시에 기분을 상쾌하게 해준다.

효능

최면성이 있으나 행복감을 주기 때문에 만성 불안증, 우울증, 스트레스 경감 및 흥분, 쇼크의 진정 등의 효능이 있다. 진경작용 효과가 있어, 복통과 명치 부분에 아픈 증상을 진정시킨다. 변비와 소화불량에 희석한 오일을 복용하면 좋다. 살균력이 있어 기관지염, 구강염에도 좋은 효과를 볼 수 있다.

* 피부과: 피부 세포의 성장 촉진작용으로 세포 재생을 돕고 피부 탄력성에 효과가 있다.

짤막상식

한국어로 [오렌지]를 뜻하는 '오렌지'는 영어 'orange' > 일본어 'オレンジ'(오렌지)에서 온 것이다. 영어 'orange'의 발음을 외래어 표기법대로 표기하면 '오린지/아린지'[ɔːrɪndʒ/aːrɪndʒ]가 된다.

향기치료 ──── 좋은 향을 맡으면 좋은 기억이 떠오른다

페퍼민트

(Peppermint, 薄荷津液; 박하진액)

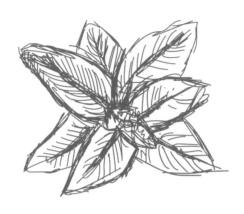

박하는 유럽에서 와인이나 음식에 향을 더하기 위해 즐겨 사용했다. 박하의 멘톨 성분을 귀중히 여겨왔다. 냉각 성질은 노했을 때나 히스테리가 발작했을 때, 신경성 발작 등의 상태를 호전시키는 약재로 사용해왔다. 특히 17세기부터 별다른 효력이 없는 소화불량이나 복부 가스, 구토, 위장병 등에 가장 유용한 약초이다. 모로코에서는 뛰어난 정신자극제로 민트 차를 자주 사용한다. 미국과 일본의 연구에 의하면, 심박수에 영향을 주지 않으면서 뇌를 자극한다고 하였다. 특히 오랜 기간 소화제로 사용되었다. 장기 복용하면 수면을 방해할 수도 있다. 피부염, 마른버짐, 소양증에도 효과가 있다.

편두통이나 두통에 오일을 관자놀이나 혈(穴)자리에 바르면 효과에 뛰어났다. 단 눈 주위에는 주의해야 한다. 멘톨 성분이 있으므로, 근육통이나 동통에 희석하여 사용하면 효과를 볼 수 있다. 발의 통증에 탁월한 효능이 있고, 류머티즘관절염, 신경통, 근육통에 일정한 효과를 얻을 수 있다. 호흡기 질환에도 유효하다. 담을 배출하는 작용이 강하기 때문에 축농증, 감기나 인플루엔자 퇴치에 효과적이고 흡입하면 상쾌한 기분이 들며, 모세혈관을 확장시켜 냉각을 발휘하여 가려움, 염증, 햇볕에 탄 곳을 완화시켜 준다. 박하유는 더울 때는 냉각시키고 추울 때는 따뜻하게 해주는 작용이 있으므로, 점액의 유출을 차단한다.

• 피부과: 피부를 연화하며 여드름을 없애주고 지성 피부와 기름기 모발에 효과적이다.

짤막상식

《향약구급방(鄕藥救急方)》에 '박하는 우리말로 방하라 하는데, 여름과 겨울에 채취해 볕에 말려 사용한다'고 기록되어 있다.

파인

(Pine, 松葉津液; 송엽진액)

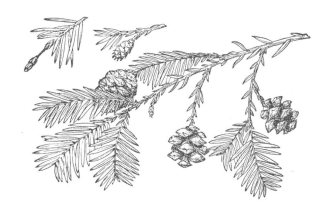

소나무 향은 예로부터 마음이 약해질 때나 쇠약해질 때, 또는 정신적으로 피로할 때 독특한 향기를 지닌 나무로 알려져 있다. 소나무 에센스, 즉 송진은 상쾌함과 살균력이 뛰어나다. 그래서 스칸디나비아인들이 사우나, 스팀 목욕 시 애용해 왔으며, 삼림욕으로 많이 사용하는 이유다.

침엽수(針葉樹)인 소나무는 유럽, 북아메리카, 러시아 등에 폭넓게 분포되어 있다.

효능

강한 살균 소독제로, 기관지염, 후두염, 유행성 감기 등에 효과를 볼 수 있다.

에센스는 솔잎, 솔방울에서 추출되며, 송진은 신선한 향을 낸다. 솔향은 심리적으로 마음이 약해질 때, 쇠약해질 때, 정신적으로 피로할 때 효과적이다. 기운을 북돋는 작용을 한다. 호흡기 치료에도 유효하다.

호흡곤란를 완화하여 기관지염, 코감기, 감기, 알레르기 비염(鼻炎), 축농증 같은 호흡기 질환에 효과가 있다. 머리를 맑게 해 주는 역할을 한다.

• 다한증: 목욕 시 에센스를 쓴다. 따라서 류머티즘, 통풍, 좌골 신경통 등을 완화시키고, 근육통과 근육경직, 결핍 등에 전반적으로 유익하다.

여성의 냉대하증(冷帶下症), 자궁염증 등에도 효과가 있다. 특히 성적 장애를 겪는 남성에게는 효과적이다. 침엽수 냄새로 삼림욕 대신 사용할 수 있다.

특히 부인과의 자궁 염증에 효과가 있다. 아울러 남성의 각종 성적 장애 치료에 효험이 있다고 알려져 있다. 벼룩은 파인 향에 견디지 못한다.

주의할 점

독성이 강한 종류의 소나무에서 추출한 향유는 피해야 한다. 민감한 피부에 자극을 줄 수 있다.

ㅡ
로즈
(Rose, 薔薇津液; 장미진액)

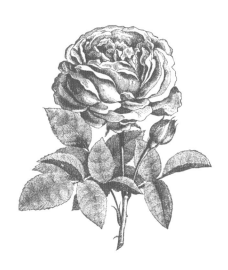

장미만큼 사랑받는 화초도 드물다. 로마 시대부터 향기로운 욕조, 향수에 사용되었으며, 장식으로도 사용하고 있다. 클레오파트라는 마크 안토니를 유혹하기 위하여 자신의 침실에 장미꽃으로 치장하였다고 한다. 지금도 향기는 인공적으로 만들어내는 일은 불가능하며, 약 300종류의 화학 성분 중에 여전히 해명되지 않는 성분이다.

특성

꽃은 새벽에 수확하며, 황갈색 오일은 24시간 내에 추출해야 품질이 좋다고 알려져 있다. 1kg의 오일을 생산하는데, 5톤의 꽃을 사용해야 한다고 전해진다. 전 세계에서 가장 고가의 오일이다. 풍부한 향기를 내뿜는 장미는 프랑스, 알제리, 모로코, 이집트에서 재배된다. 장미 향은 숙취의 불쾌한 증상을 편안하게 하는 특효가 있다.

효능

장미는 여성과 궁합이 잘 맞는다. 장미 오일 마사지요법은 생리 전 긴장을 완화하고 질 분비를 촉진시킨다. 갱년기 질환과 자궁 근종, 자궁 물혹에 사용하며, 특히 모든 종류의 피부에 유익하다. 특히 피부 노화, 건선 피부 개선에 효과적이다. 염증에 유효하며, 모세혈관이 파괴된 실핏선 치료에 효과적이다. 로즈워터의 습포 치료는 두통, 피로함, 염증을 없애고, 스트레스 받은 안면 피부를 완화시켜 준다. 장미 오일은 심리적 침울함을 해소하고 마음을 가볍게 하며, 달콤한 꿈을 주기도 한다. 다소 최음적이며 분위기를 고양시키는 효과도 있고, 정신적 피로 해소에도 장미 향이 사용된다. 숙취 해소에도 효능이 있다.

- 피부과: 모든 종류의 피부에 유익하나, 특히 노화된 피부와 건선 피부, 경화된 피부와 민감한 피부에도 효과를 보인다.
- 비뇨기과: 장미 정유는 특히 남성에게는 정액을 증가시키고 불임증에도 유효하다는 보고가 있다. 여성의 경우 자궁에 좋은 강장제로 월경 전 긴장을 풀어주고 질 분비를 촉진시키며,

월경 주기를 정상화시킨다.

주의할 것

다만 임신 중에는 사용을 피한다.

로즈메리

(Rosemary, 露花津液; 노화진액)

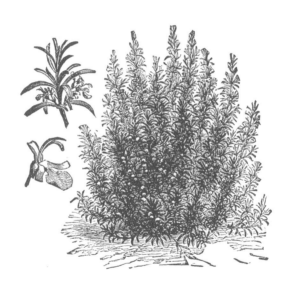

로즈메리는 사랑과 죽음의 상징이라고 할만큼, 향기가 독특하다. 전염병이 창궐(猖獗)할 때 공공장소에서 로즈메리를 태웠다. 로즈메리는 사악한 영을 쫓는다고 해서 "젊어지는 약"이라고 불러지고 있다.

특성

로즈메리는 작은 관목(灌木)으로 90cm 정도 자라며, 회색을 띤 녹색의 잎을 가지고 있으며, 꽃은 옅은 파란색과 흰색으로 이루어져 있다. 꽃과 잎으로부터 깨끗한 오일이 증기로 증류되어 추출되며, 강렬하면서 생생한 나무 향기를 내뿜는다. 로즈메리 향은 심리적으로 뇌세포에 활기를 주어, 두뇌를 맑게 하고 활성화시키며, 기억력을 증진시키고, 무기력 증상 등에 효과적으로 알려져 있다.

효능

뇌세포에 활기를 주어 머리를 맑게 한다. 이 정유는 효능이 다양하다. 로즈메리 향을 맡거나 정유를 섭취하면, 소화불량에 의한 두통과 편두통에 효능이 있으며, 피로를 해소할 수 있고, 저혈압의 현기증에 효과가 있는 것으로 전해진다. 이밖에 간염, 간경변증(肝硬變症), 담석, 황달이나 담관경색증에 효과적이고 감기, 설사, 헛배부름에 좋다.

호흡기 증상에도 다양한 효능을 보인다. 알레르기의 항균작용과 항바이러스 작용이 있어서 소독제로 사용하여 감염증을 예방하고, 공기를 정화한다. 폐의 강장제로 쓰이며, 감기, 천식, 만성 기관지염, 유행성 감기 등에도 효과를 보인다. 피부를 깨끗하게 하고, 원기를 회복하는 효과가 있다. 로즈메리 정유를 샴푸나 린스에 섞어 함께 사용하면, 두피를 자극해 모발의 윤기를 좋게 하고, 탈모, 비듬을 없애준다. 다만, 자극성이 아주 강해서 경기를 유발할 수 있어 소량으로 사용해야 한다. 임신 초기에는 사용하지 않는 것이 좋다.

주의할 점

자극성이 강해 간질병이나 고혈압 환자에게는 주의해야 하고, 통경제(通經劑)로써 임신 중에는 사용을 금해야 한다.

—

로즈우드

(Rosewood, 金櫻木津液; 금앵목진액)

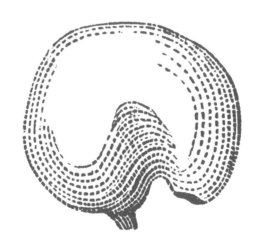

로즈우드 향유(정유)는 향수(香水)로 쓰이는 귀한 성분이다. 장미 향을 내뿜는 핑크빛의 가운데[心材(심재)] 부분은 장식장 재

료로 쓰인다.

달콤한 향기의 향유는 브라질의 열대우림에서 볼 수 있는 상록수 수목 향으로 향긋한 꽃향기가 나는 수목이다. 나무의 높이는 40m나 된다.

황록색의 꽃을 피운다.

특성

향유는 미생물이나 바이러스 등을 막아주는 등 살균 소독제로도 쓰이며, 인후통과 잔기침에 완화제로도 사용한다. 만성 질병에 대한 1급 약재로 대우받으며, 특히 면역계 회복에 효능을 보인다.

효능

효능은 다양하다. 기분이 저하되고, 피곤하거나 과중한 문제를 안고 있는 상태에서 향을 맡으면 기분을 고양시켜 주고, 원기를 북돋아 주는 작용으로 뛰어나다. 심리적으로 중추신경계를 안정시키는 효능이 있으며, 몸 전체의 밸런스를 잡아주는 효과가 있다. 남성에게는 최음 효과가 있는 것으로 알려져 성적 충동을 회복시키는 효능이 있다.

- 피부과: 피부 세포 자극과 탁월한 조직 재생작용(再生作用)으로 창상과 상처, 민감성 피부나 노화된 피부나 주름에 사용하면 효과적이다.

샌들우드
(Sandalwood, 白檀香津液; 백단향진액)

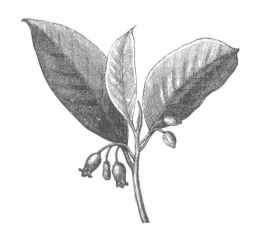

샌들우드에서 뽑아내는 정유는 오늘날에 이르기까지 거의 쇠퇴하지 않고, 고급 장롱에 사용된다. 긴장과 불안을 덜어주며 진정시키는 효과가 있다.

특성

이집트에서는 유체의 방부 포장에 사용한다. 이 나무는 자신의 뿌리를 다른 나무뿌리에 기생하여 영양분을 섭취하는 상록수이다. 비뇨기계 방광염, 요로 계통에 아주 유익한 작용을 하며, 신장혈인 신수(腎俞)와 지실(志室)의 혈자리 부위에 샌들우드 정유를 마사지하면 매우 효과적이다.

남성, 여성의 국소를 깨끗이 정화시키는 작용이 있으며, 성적 장애를 개선시키는 효능이 있다. 호흡기에는 각종 감염증, 기관지염과 인후통, 헛기침 등을 치료하는 데 유효하며 긴장 완화와 수면에 큰 도움이 된다. 피부의 건성 습진, 노화 피부 및 건조 피부, 가려움 염증성을 없애는데 효과적이고, 여드름, 피부 재생 등에 사용한다. 향유가 옷에 묻으면 세탁 후에도 향기가 사라지지 않는다. 우울한 상태에서 기분을 더욱 가라앉히므로 우울 장애 시에는 사용을 금한다. 인체에 전반적인 균형을 잡아주는 정유이다. 건조성 습진, 노화된 피부 및 탈수 피부에 효과적이다.

주의할 점

이 정유는 강한 최음 특성으로 유명하다. 향기가 좀처럼 없어지지 않으므로 옷에 바르면 세탁 후에도 향기가 사라지지 않는다. 우울한 상태에서는 더욱 기분을 가라앉히는 효능으로 인해 사용에 주의해야 한다.

티트리

(Tea-Tree, 茶葉津液; 다엽진액)

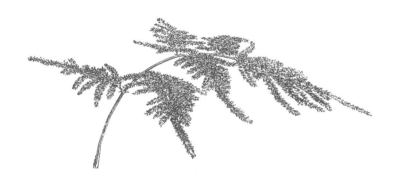

티트리, 즉 차나무는 햇볕에 그을린 피부와 백선, 무좀까지 세균성 감염을 치료하는 데 약재로 사용되었다. 독사에 물렸을 때 해독제로 많이 사용한다. 호주가 원산지인 차나무는 종종 늪지대의 나무로 불린다.

특성

긴 이삭에 하얀 꽃들을 달고 있으며, 장뇌유 냄새가 나며, 모양은 유칼립투스를 연상시킨다. 강한 소독제이며, 살균제로 쓰인다. 무좀, 화상, 구강염, 사마귀, 아구창, 모낭 충염 혹과 같은 피부 질환에 효과적인 정유이다.

효능

애완동물에 기생하는 벼룩을 죽이는 데 사용하고, 피부의 모낭충을 제거하는 데, 최고의 효과를 발휘한다. 작은 상처, 감염증, 베인 상처, 벌레 물린데, 여드름 치료에도 효과를 보인다. 호흡기계의 트러블, 목의 부기, 기침, 흉부의 폐색 증상을 완화하는데, 손수건에 티트리를 2방울 떨어뜨려서 흡입하면 효과를 볼 수 있다.

여성 국소의 칸디다증에는 희석한 목욕물로 입욕하면 효과적이다. 여드름에는 하루에 한두 번 정유 1방울을 직접 여드름 위에 면봉으로 묻히든지, 스킨 토닉으로써 희석해서 사용한다. 베인 상처, 상처, 입술 헤르페스에도 효과를 볼 수 있다. 화상에도 열을 뺀 다음 희석하지 않은 오일을 바른다.

주의할 점

피부에 자극성이 있고 민감하다.

짤막상식

16세기 후반에 유럽인들은 호주에 와서 비타민을 보충하기 위해 티트리의 잎을 차로 마신 다음 '티-트리'라는 이름을 짓게 되었다. 20세기 초반에야 사람들이 비로소 기적적인 항균제를 발견하게 되었다.

일랑일랑
(Ylang–Ylang, 合歡津液; 합환진액)

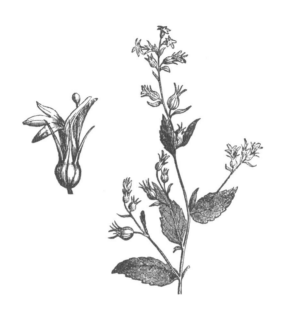

열대지방의 수목으로 말라리아 치료에 효능이 있다. 벌레 물린 데나 일반적인 감염 증상에도 쓰인다. 정유는 살균력이 뛰어난 것으로 귀한 약재로 여긴다. 항우울증과 최음작용의 특성을 가지고 있어서 임포텐스를 호전시키는데 유용하다.

특성

원산지는 인도네시아, 필리핀 등으로 10m까지 키가 자란다. 정유는 노란색 꽃들을 이른 아침에 신선한 상태로 수확하여 증기 증류를 통해 정유를 추출한다. 마취성이 있으며, 달콤한 꽃향기를 내며 특히 향수 재료로 쓰인다.

생식 기관의 호르몬 분비의 평형을 유지하는 작용에서 탁월한 효능을 보이는 것으로 전해지고 있다.

효능

최음제, 신경 작용제로 귀중히 쓰인다. 항우울작용과 최음작용으로 인해 성적 장애를 개선하는 약재로 유명하다. 코코넛 오일과 혼합하여 몸과 머리의 향을 가꾸는 데에도 쓰인다. 진정제 효과도 보고 되었다. 고혈압으로 인한 과호흡(정상보다 빠른 호흡)과 과도한 심장 박동에 유효하고 고혈압을 낮추는데 도움된다. 스트레스, 불안, 불면증 등에 사용된다. 지성 피부와 건성 피부에도 유효하다.

여성의 자궁에 좋은 강장제로 쓰인다. 제왕 절개 출산 후 따뜻함과 일체감을 갖도록 하는 데에도 좋은 작용을 하며, 유방을 탄탄하게 해준다. 다만 과도한 사용을 피하고, 염증 피부와 피부염에는 사용하지 말아야 한다.

주의할 점

이 정유는 과도한 사용으로 두통이나 구토를 유발할 수 있다. 민감한 피부를 자극할 수 있어서 염증 피부와 피부염에는 사용하지 않아야 한다.

증상에 맞는 향기치료

Basil(바질)	히스테리, 천식, 독감, 생리작용
Bergamot(베르가못)	불안, 우울, 습진, 피부병
Chamomile(캐모마일)	분노, 예민함, 생리통, 생리과다, 갱년기 장애
Clary-Sage(클라리세이지)	우울증, 생리통, 인후염, 후두염
Cypress(사이프러스)	치질, 타박상, 손발바닥-땀, 감기, 생리
Eucalyptus(유칼립투스)	감기, 독감, 기관지염, 관절염, 근육통, 면역결핍
Fennel(펜넬)	이뇨제, 변비, 헛배부름, 폐경기, 통증, 생리불순
Frankincense(프랑킨센스)	두려움, 악몽, 초기노화, 류머티즘 관절염
Geranium(제라늄)	기분이 흔들릴 때, 갱년기 증상, 위궤양, 설사
Grapefruit(그레이프프루트)	우울, 분노, 담석, 비만
Jasmine(재스민)	우울, 자신감 부족, 불감증, 고혈압, 긴장항진
Juniper(쥬니퍼)	방광염, 비뇨기감염, 관절염, 통풍, 생리통
Lavender(라벤더)	불안, 불면증, 화상, 벌레 물림, 습진
Lemon(레몬)	고혈압, 머리를 맑게, 식욕부진, 만성피로
Lemongrass(레몬그라스)	다이어트, 무좀, 이뇨, 근육통, 두통, 정신피로, 여드름
Mandarin(만다린)	소화촉진, 우울, 튼살, 가스배출, 비만, 원기회복
Marjoram(마저럼)	불안, 스트레스, 고혈압, 긴장항진, 불면증, 천식
Myrrh(미르라)	거담약, 습진, 감기, 입속의 궤양, 풍치
Neroli(네롤리)	성장, 우울, 불면증, 신경통
Orange(오렌지)	불안, 스트레스, 가슴 두근거림, 불면, 초기노화, 면역결핍
Peppermint(페퍼민트)	정신적 피로, 집중력, 기억력, 소화불량, 멀미
Pine(파인)	두통, 류머티즘, 통풍, 좌골신경통, 축농증, 방광염
Rose(로즈)	불안, 정신적 쇼크, 생리불순, 초조, 혼란
Rosemary(로즈메리)	정신적 피로감, 기억력 감퇴, 관절염, 근육통, 면역결핍
Rosewood(로즈우드)	기분이 흔들릴 때, 불안, 불면증, 생리통, 생리불순
Sandalwood(샌들우드)	스트레스, 두려움, 불안, 방광염, 비뇨기염증, 인후염
Tea-Tree(티트리)	화상, 벌레 물림, 따가움, 구강염, 무좀
Ylang-Ylang(일랑일랑)	우울, 화날 때, 불감증, 고혈압, 긴장항진

올바른 정유 고르는 방법

향기치료, 즉 아로마테라피에 적용하는 정유는 질환이나 증상 또는 의도하는 효능에 따라 각기 다르다. 아로마테라피요법은 생리학적, 정신 과학적으로 그리고 약리학적인 효과를 나타낸다. 이제까지는 역사를 거쳐 오며 축적된 경험에 비추어 정유나 블렌딩의 방법을 정했다. 더 나아가 최근에는 과학적 데이터에 근거해 더 확실하고 안정적으로 증상을 개선하는 정유나 정유 블렌딩을 선택할 수 있다.

우선 정유의 품질이 중요하다. 메디컬 아로마테라피에서 사용하는 품질 기준에 미달되는 상품도 적지 않게 유통되고 있는 것이 현실이다. 메디컬 아로마테라피에서 사용하는 경우는 치료나 간호에 적합한 정유 품질의 기준을 알아야 한다.

학명

먼저 정유의 원료가 되는 식물의 정식 학명이 표기된 제품을 고른다. 예를 들어, 한마디로 라벤더라고 해도, 여러 가지 종류가 존재하며, 종류가 다르면 사용법이나 효능이 달라진다. 흔히 사용되면서 혼동해 오용하기 쉬운 것이 캐모마일이다. 캐모마일에는 3종류의 정유가 있다.

모두 국화과에 속하지만 성분이 다르므로, 효능도 다르다.

라벤더

- Lavandula angustifolia (라벤더, 트루 라벤더, 진정 라벤더)
- Lavandula hybrida (라벤더, 라반딘, 라반딘 수퍼 등)
- Lavandula latifolia (라벤더, 스파이크 라벤더 등)
- Lavandula stoechas (라벤더 스토이카스, 프렌치 라벤더 등)

캐모마일

- Anthemis noblis (Chamaemelum nobile) (로만 캐모마일 등)
- Matricaria chamomilla (Matricaria reutita) (카밀레, 저먼 캐모마일 등)
- Ormensis mixta (Anthemis mixta) (캐모마일 모로코)

추출 부위, 산지에 따라 성분도 달라진다

같은 식물이라고 하더라도 추출 부위에 따라서 성분이 달라진다. 대표적인 예는 비터오렌지인데, 꽃에서 추출한 것은 '네롤리(neroli)'와 잎에서 추출하는 '프티그레인(petigrain)' 그리고 과일 껍질에서 나온 것은 '비터오렌지(bitter orange)' 등이다. 정유의 명칭도 각기 다르다. 과즙에서도 정유가 추출될 수 있지만, 이는 식품 향료로만 사용된다.

산지에 따라 성분도 다르다.

예를 들어, 같은 종류의 밀감이라도 산지에 따라서 맛이 다르다. 정유에도 그것과 마찬가지로 생산지의 토양이나 기후에 따라서 성질이 달라진다. 그 대표적인 것이 바질(basil)이다. 여름 야생화 바질(ocimum basilicum)에서 추출된 정유는 네 종류이다. 산지에 따라서 유해한 성분이 함유되어 있을 가능성이 있으므로, 산지 확인이 필요하다.

산지에 의해 성분이 다른 바질

- 프렌치 바질(french basil-프랑스) 혹은 유러피안 바질(european basil-유럽), 스위트 바질(sweet basil-이탈리아): 고농도의 리나로올(linalool)을 함유하여 아로마테라피에 안전하게 사용된다.
- 엑조틱 바질(exotic basil), 리유니언 바질(reunion basil): 코모로 제도(comoro-아프리카), 마다가스카르(madagascar-아프리카), 타이(thailand-아시아), 세이셸(seychelles-아프리카)에서 증류되는 바질이다. 고농도의 메틸 카비콜(chavicol)을 함유한다.

- 메틸 시나메이트 바질(methy cinnamate basil): 인도, 아이티, 과테말라 등에서 추출된다.
- 유게놀 바질(eugenol basil): 러시아, 이집트, 모로코에서 증류, 메틸 카비콜을 함유한다.

로즈메리 케모타입

•보르네올형(borneol型) •캠퍼형(camphor型) •1,8-시네올형(1,8-cineole型) •베르베논형(verbenone型) : 각각 특징적으로 함유된 성분 구성을 살려, 적용 목적에 따라 구분해서 사용한다. 캠퍼형은 근육통, 1,8-시네올형은 호흡기계의 울체, 베르베논형은 세포 재생이 가능한 스킨케어에 이용된다.

—

바스 오일(base oil)과 블렌딩

1 정유는 고농축 상태로 피부에 고농축 그대로 사용하기에는 부적절하다. 피부에 바를 때에는 베이스 오일에 희석해서 바른다. 베이스 오일은 인체가 필요로 하는 소요량을 넓게 확산시키는 작용을 한다.

2 베이스 오일은 식물성 오일이며, 그 자체로도 치료적 특성을 가지고 있다.

③ 식물성 오일은 기본적으로 식용으로 생산되어 좋은 영양과 에너지의 공급원이며, 단백질을 공급한다.

블렌딩

블렌딩이란, 정유를 베이스 오일에 희석해 사용하는 것을 말한다. 먼저 증상에 맞는 오일을 선택한 다음(정유 1ml=20방울) 2.5% 농도로 베이스 오일에 희석한다. 바디 오일은 3~5%, 페이셜 오일은 1~3% 농도로 한다. 오래 사용할 오일은 산화 방지용 오일을 5% 비율로 첨가한다. 어린이에게는 성인의 절반 내지 1/4 농도로 낮춘다.

제 **4** 장

암세포를
공격하는
정유 향기

~암환자의 불안감, 우울 증상을 개선

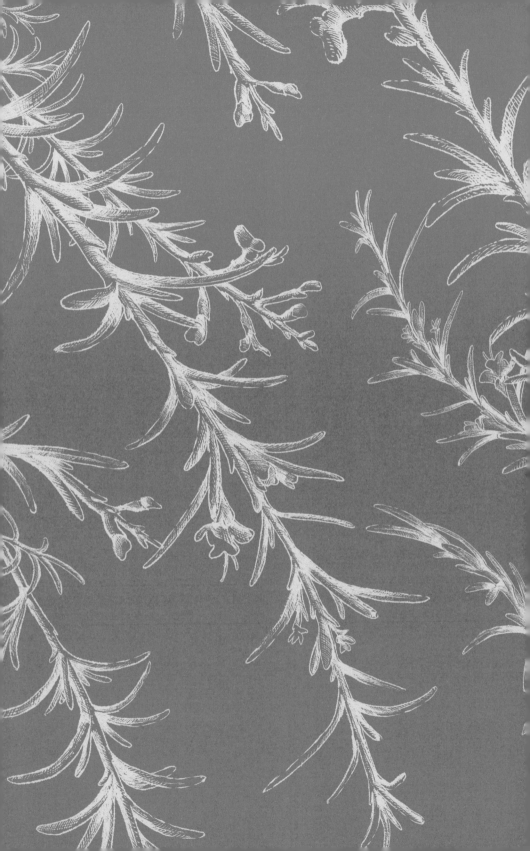

암세포의 자연사를 유도한다

항암제는 암세포를 공격하여 증식을 억제하고 악성 종양을 축소시키지만 그와 동시에 정상적인 세포도 공격한다. 항암제는 아주 강력한 약이다.

정상적인 세포도 공격한다.

항암제의 대표적인 부작용인 구역질과 구토는 항암제라는 이물질을 몸밖으로 토해 내보내는 생리적인 방어 반응이다. 또한 항암제가 정상적인 세포를 손상시켜, 구내염이나 피부염을 일으키거나, 때로는 장기의 조직 장애를 가져와 몸을 망가뜨린다.

이렇게 항암제는 부작용이 크며, 암환자의 '삶의 질'을 엉망으로 만들어 놓게 된다.

아로마테라피를 병행함으로써 항암제의 투여량을 줄인다면, 암환자의 통증을 크게 줄일 수 있을 것이다. 수많은 연구자들이 정유가 암세포를 죽이는 효과에 대해 연구해 왔다. 연구 결과 분명히 정유 성분에 암세포의 아포토시스(자연세포사)를 유도하는 것이 존재한다는 것을 알게 되었다.

아로마테라피는 암질환에 대한 대체 보완 치료로 많은 의료기관에서 채용하고 있다.

그 효과는 다음의 세 가지로 요약할 수 있다.

1 정유 방향욕이나 아로마 트리트먼트로 암환자의 불안감, 우울 증상 등을 개선한다.
2 암 통증 등의 신체적 증상의 개선한다.
3 항암제나 방사선요법의 부작용을 줄인다.

암세포 억제에 효험이 확인된 정유 성분의 특성과 세포사의 분자 구조 등의 해석은 현재 진행 중이다. 정유의 항암작용 메커니즘과 항암 성분이 제대로 규명되면, 현대 사망 원인 1위인 암환자들에게 희소식이 아닐 수 없다.

정유 및 정유 성분은 유기화합물이다. 따라서 암세포의 세포막을 용해(溶解)해야 한다. 정유의 향기 분자는 세포질 내에 침입하여 암세포의 DNA를 파편화한다고 생각된다. 암세포는 유전자 변이에 의해 제어되지 않은 채 증식하는 '불사의 세포'로 알려져 있다.

정유 및 정유 성분이 실제로 몸안에서 암세포의 아포토시스(암세포 괴사)를 유도한다면, 암의 진행이나 전이를 느리게 하거나 혹은 치유시킬 수도 있다. 아로마테라피는 머지않아 암의 통합 치료에 응용할 가능성이 매우 높다.

—
게라니올의 항암작용

항암작용이 가장 기대되는 것으로 판명된 정유 성분으로 게라니올이 있다.

게라니올은 사슬 모양의 불포화 알코올로 제라늄유와 장미유, 팔마로사유(레몬그라스), 시트로넬라유(볏과) 등의 정유에 많이 포함되는 모노테르펜(monoterpene) 알코올이다.

게라니올을 함유하는 제라늄유 이외에도 항암작용이 있다고 보고된 정유에는 로즈메리 캠퍼, 차조기, 녹나무 등이 있다. 이들 정유에는 살균 및 항바이러스 작용이 있는 모노테르펜 염화수소나 모노테르펜 알코올 등의 성분이 함유되어 있다. 이를테면 로즈메리 정유를 생쥐에 경구 투여를 했을 때, Hep3B 간암 세포에서 유의미한 항종양 효과가 있으며, 더구나 전이 등 악액질(惡液質)과 연관된 종양괴사인자의 억제 작용도 보였다.

이는 1997년에 미국 인디애나대학 이벳 버크 교수팀이 생쥐 실험에서 확인되었다. 버크 교수팀은 난치성의 췌장암 세포의 증식이 억제된다는 논문을 발표해 주목받았다.

그 후 2004년 토론토대학의 로빈 던컨팀도 게라니올을 사용해 유방암 세포의 증식을 억제할 수 있다고 발표했다. 특히 주목되고 있는 것은 프랑스의 INSERM(국립보건의학연구소)의 스테파니 카르네세키팀이 실행한 결과이다. 항암제와 게라니올의 병용 실험이었다.

게라니올을 병용한 쪽이 암세포의 괴사를 유도하고, 게라니올이 고농도일 때 그 효능이 더욱 높아진다는 결과를 얻었다. 즉 게라니올이 항암제의 효과를 높이고 치료의 상승 효과를 불러일으킨다는 사실이다.

이를테면 로즈메리 정유를 생쥐에 경구 투여했을 때, 간암 세포 Hep3B에 유의미한 항종양 효과를 보였으며, 전이 등 악액질과 연관된 TNF-α(종양괴사인자)를 억제하는 작용도 나타났다.

또한 차조기 정유 및 녹나무 정유는 멜라노마(악성 흑색종)나 신장암, 전립선암, 유방암 등의 세포주를 죽인다.

이런 결과는 향기에 강한 항암작용이 있다는 것을 시사하는 것이다. 또한 라벤더 정유 및 장뇌 정유는 악성 흑색종이나 신장암, 전립선암, 유방암 등의 세포주(細胞株)에 대한 살세포(殺細胞) 작용이 확인되었으며, 강한 항암작용이 있다고 보고되었다.

정유에 의한 항암작용의 효과를 가진 식물들을 살펴보면 다음과 같다.

아주 강하다	샌들우드, 파촐리, 레몬그라스
강하다	일랑일랑, 스위트 오렌지, 그레이프프루트, 사이프러스, 쥬니퍼베리, 프랑킨센스, 베르가못, 멜리사, 레몬
약간 강하다	클라리세이지, 제라늄, 티트리, 네롤리, 마저럼, 로즈메리
약간 약하다	캐모마일 로만, 진정 라벤더, 니아울리, 프티그레인유(-油), 페퍼민트
약하다	유칼립투스, 로즈우드

—

통증을 완화하는 향기요법

암환자는 화학요법이나 방사선 치료 혹은 통증 관리를 위한 모르핀(morpine)등에 의한 부작용으로 인해 일어나는 증상 때문에 고통스러워하고 있다. 그런 증상의 완화도 과제가 되고 있다. 현재 이런 증상 완화에는 정유에 의한 방향욕이나 아로마트리먼트가 유효하다.

말기 암환자는 모르핀 부작용으로 인해, 자력으로 인한 배변이 곤란해진다. 설사약을 처방해도 체력이 없는 환자는 설사약으로 인해 고통스러워하는 경우가 다반사이다. 지금까지 사례로 볼 때 설사약과 아로마 트리트먼트를 병용하면 변비가 해소되는 경우가 많다. 정기적인 복부 향기치료로 설사약이 불필요한 환자도 있다. 암환자가 변비로 고생할 경우 로즈우드(rosewood), 레몬(lemon), 진저(ginger), 라벤더(lavender) 등의 정유를 사용하면 매우 효과적이다.

암 치료 시 부작용에 의한 구역질이나 구토의 경우, 레몬 정유를 1~2방울, 시술자의 손바닥에 떨어뜨려 명치에 원을 그리듯이 트리트먼트하면 증상이 완화될 수 있다. 부종이나 복수(腹水)에는 사이프러스(cypress), 그레이프프루트(자몽), 스위트 오렌지(sweet orange), 레몬, 라벤더를 사용해서 가볍게 문지르듯이 서서히 트리트먼트를 한다. 프랑스나 벨기에 의료기관의 약 80%가 이런 치료법을 도입하고 있다.

항암작용으로 인정되는 향기치료의 경우 경구투여나 암세포에 직접 노출시키는 것이다. 다시 말해 통증은 암 치료와 떼려야 뗄 수 없다. 말기 암환자에게 통증을 진정시키는 것이 암 치료 과정에서 큰 과제이다. 여기에 아로마테라피는 하나의 대안으로 부상하고 있다.

합병증 암환자에게 사용할 수 있는 정유

- 변비: 로즈우드, 레몬, 진저(ginger), 라벤더
- 부종, 복수: 사이프러스(cypress), 그레이프프루트(자몽), 스위트 오렌지(sweet orange), 레몬, 라벤더
- 시술법: 가볍게 문지르듯이 서서히 트리트먼트한다. 힘이 많이 들어가게 되면, 오히려 악화되거나 환자에 불쾌감을 줄 수 있어 주의해야 한다.

- 자궁암에 응용할 수 있는 정유: 베르가못, 유칼립투스, 제라늄

통증을 완화하는 정유 성분

정유는 다양한 방향성 유기화합물로 구성되어 있다. 지금까지 연구 성과에 따르면, β=피넨 과 미르센(모노테르펜 염화수소), 초산리나롤(에스테르류), 1,8-시네올(옥시드류), 시트랄과 시트로네랄(모두 알데히드류), 오이제놀(페놀류) 등이다.

아로마테라피에서는 이런 성분을 함유한 정유를 사용하여, 방향욕이나 트리트먼트로 통증을 진정시키는데 탁월한 효능을 보인다고 알려져 있다.

이를테면 오이제놀은 클로브(clove) 정유에 함유되어 있는데, '통증 유발 물질의 작용을 강화하는 물질'인 P물질(substance P)의 방출을 억제한다. 고춧가루에 함유된 캡사이신(capsaicin)은 '통증 물질'을 억제해 통증을 누그러뜨린다.

제 **5** 장

치매증을
개선하는
향기치료

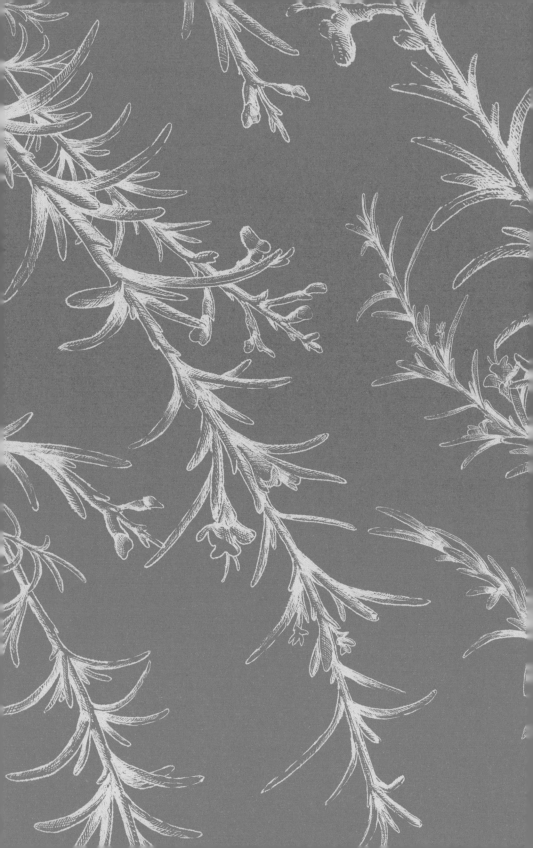

─
향기로 치매증을 개선한다

　치매증이란 후천적인 기질 장애로 한때 정상으로 발달한 지적 기능이 계속적으로 저하되는 상태를 나타낸다. 알기 쉽게 표현하자면 어떠한 원인으로 뇌 기억 등에 관여하는 신경 세포가 죽어 버리거나 혹은 작용이 되지 않아 기억력이나 주의력 등 기본적 지적 능력부터 계획, 입안이나 문제 해결 등 복잡한 지적 능력까지 인지기능에 장애가 있는 경우이다. 발병하여 악화되어 갈수록 일상생활 전반에 많은 지장을 초래하게 된다.

　현재 치매증 환자의 약으로는 뇌 순환 개선제나, 뇌 대사 개선제, 정신병 치료약 등이 쓰이고 있다. 보통 노인은 젊은이에 비해 체력이 저하되어 투약의 부작용이 심하기 때문에 더욱 주의를 기울여야 한다.

　치매나 알츠하이머병이 약물로 치료가 가능하다고 하지만, 근본적으로 낫기도 어렵고 아직까지 확실한 치료법은 확립되지 않았다.

현대에 들어 정유의 향기(방향물질) 치료가 주목받고 있다. 비강의 후세포에 향기 자극이 도달해 신경임펄스가 발생하면, 그 정보는 후구의 사구체에 모여 있는 후세포의 축삭을 거쳐, 2차 뉴런에 정보가 전달된다. 이 정보는 대뇌후피질로 보내진다. 이 정보가 학습이나 기억을 담당하는 부위(해마, 대뇌피질 등)를 활성화시키는 작용으로 인지기능을 개선하는 것이다.

대개 치매증 환자에게 사용되고 있는 주요 약품은 뇌 대사 개선제를 겸하는 뇌 순환 개선제이다. 세로크랄, 케타스, 사미온 등이 있으며, 특히 치매증으로 사용되는 뇌 대사 개선제로는 신메트렐 등이 있다.

치매증 개선제로 쓰이는 약품은 치매증 증상의 진행을 늦추는 효과는 있지만, 치매증 자체의 개선은 꾀할 수 없는 약품들이다. 그 외 정신병 치료 약으로 수면제, 항우울제, 항불안제, 항정신제 등 여러 약을 치매증 환자의 증상에 이용한다. 알츠하이머병이 약물치료로 일부 치료가 가능해졌다고 하지만 근본적인 치료는 아니다. 아직까지 확실한 치료법은 확립되지 않았다.

일본 톳토리대학의 짐보 다이키 박사는 최근 알츠하이머 환자 17명을 포함한 치매 환자 28명을 대상으로 아로마테라피의 효과를 시험해 보았다. 대상자에게 18일간 매일 오전에 로즈메리와 레몬 정유를, 저녁에는 라벤더와 오렌지 정유를 각기 두 시간씩 맡도록 했다. 이후 아로마테라피 기간 중 환자의 추상적 사고력이 유의미하게 개선되었다.

그 후 아로마테라피를 중지하자, 서서히 원 상태로 돌아간다는 사실을 밝혀냈다. 또한 특별 요양원에 거주하는 고도의 알츠하이머병 환자 56명을 포함한 고령자 77명을 대상으로 같은 조사를 시행했다. 심한 알츠하이머병 환자에서도 유의미하게 개선된 실적을 보였다.

아로마테라피는 치매증 환자의 증상 악화를 예방할 뿐만이 아니라, 인지기능을 향상시킨다는 유의미한 결과를 얻었다. 흥미로운 것은 중증 알츠하이머병 환자에 있어서도 일정 정도 효과를 보였다는 것이다.

중증 알츠하이머병 환자의 뇌를 CT로 촬영하면, 뇌 전체가 위축되어 있고 신경 세포가 상당히 죽어 있었다.

이런 결과는 향기치료의 가능성을 높여주는 것이다. 뇌 일부가 기능 부전에 빠진 중증 환자에게서 효과를 보이고 있다고 하는 것은 아로마테라피가 치매증 증상 개선, 즉 인지기능 개선에 상당한 효과가 있다는 것이다. 현재 임상 응용되고 있는 치매증 개선 약품은 증상 지연의 효과는 있지만, 인지 능력을 개선하는 작용은 없는 것으로 알려져 있다. 이 때문에 아로마테라피를 종래 서양의학적인 치료와 병행한다면, 치매 예방과 조속한 치료에 도움된다는 말이다.

치매증 환자는 시간 인지가 쇠퇴하고 리듬(circadian rhythm)

이 무너지기 쉬운 경향이 있다. 앞에서 설명한 것처럼 짐보 박사 일행의 연구에서 아침에 사용된 로즈메리와 레몬 정유는 교감신경을 자극하여 몸을 활동적인 상태로 만들고, 집중력을 높여 기억력을 강화하는 작용이 있다고 소개했다.

한편, 취침 전에 맡은 라벤더와 스위트 오렌지 향기는 진정작용이 있고, 부교감신경을 우위에 있게 하여, 불면 개선이나 불안 경감을 촉진시킨다. 최근 연구 결과를 보면, 주간에 교감신경계를 자극하는 정유를 사용한 것만으로도 치매증 개선 효과가 있다는 것이 밝혀졌다.

향기로 생활 리듬을 만든다

오전 로즈메리, 캠퍼, 레몬, 저녁에 라벤더, 스위트 오렌지를 하루에 2시간씩 행하여 본 결과 아로마테라피 기간 중에는 환자의 추상적 사고력이 유의미하게 개선되었다. 이후 아로마테라피를 중지하자, 서서히 원래 상태로 돌아간다는 것이 밝혀졌다.

오전 중 사용된 정유는 교감신경을 자극하여 몸을 활동적인 상태가 되게 하고, 집중력을 높여 기억력을 작용했다고 여겨진다. 한편 밤에 취침 전 사용된 정유에는 진정작용이 있고, 부교감신경을 우위에 있게 하여, 불면 개선이나 불안 경감을 촉진시

컸다는 보고가 있다.

낮과 밤에 다른 정유를 사용한 것은 서카디안리듬(circadian rhythm, 하루 리듬)의 조정을 노린 것이다. 최근 연구 결과에서는 주간 교감신경계를 자극하는 정유를 사용한 것만으로도 치매증 개선 효과가 있다는 것이 알려졌다.

—

알츠하이머병을 늦추는 향기치료

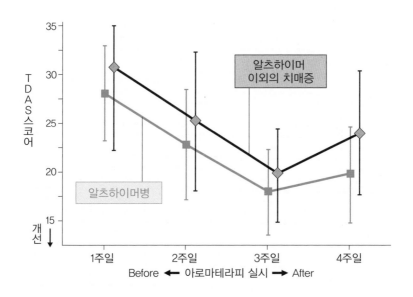

그림-8 · 치매증 환자에 대한 향기의 효과

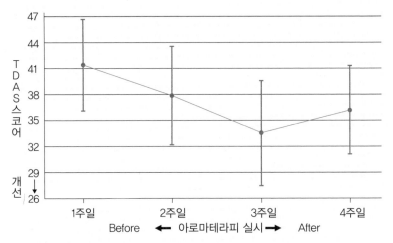

*고도 알츠하이머병 환자에 대한 평가/전례중증도 알치하이머병에 대한 평가
(특별 요양원에 입주 중인 고도 알츠하이머병 환자를 대상으로 했다.)

그림-9 ・ 고도의 알츠하이머병 환자에 대한 향기치료 효과

—

나이 불문 찾아오는 '건망증'

알츠하이머병은 뇌를 구성하고 있는 신경 세포가 통상적인 노화보다 급속하게 감소하여 정상적인 작용을 서서히 잃어가면서 치매 증상을 보이는 질병이다. 2010년 기준 전 세계 환자 수는 약 1,800만여 명이며, 국내에서도 2020년 84만 명으로 알려져 있다.

원인은 아직 알려지지 않고 있으며, 유전적인 요인에 생활 환경

향기치료——좋은 향을 맡으면 좋은 기억이 떠오른다

적인 요인이 더해져 발병한다고 알려져 있다. 이 병증은 40대부터 90대에 이르기까지 넓은 범위의 연령에서 발병하며, 65세 이상 연령대에서는 그 수가 기하급수적으로 늘어난다고 한다.

남녀 발병 비율은 1대 2로 여성에게 많은 것으로 알려져 있다. 치매증의 약 40%가 알츠하이머병, 30%가 뇌혈관성이며, 최근 서서히 알츠하이머병의 비율이 늘어나고 있다.

알츠하이머병에서 최초 증상은 건망증이다. 사람이나 물건의 이름이 잘 떠오르지 않는 일이 늘어난다. 또 몇 번이나 똑같은 것을 묻고 똑같은 것을 말한다. 귀중한 것, 이를테면 지갑 같은 것을 잃어버리고, 돌아갈 곳을 찾지 못하고, 약속을 완전히 잊어버리고, 수도꼭지 잠그는 것을 잊어버리거나 화장실에서 물 내리는 것을 잊어버리는 것 등이 대표적이다. 이런 건망증은 '나이 탓'이라고 본인이나 가족도 많이 생각하겠지만, 이제까지와는 모습이 달라지고, 막연하게 몸 상태의 불량을 호소하거나, 외출하는 것을 귀찮아한다.

나이에 의한 단순한 건망증일 경우, 무엇을 어디에 뒀는지 퍼뜩 생각나지 않아도, '잃어버렸다'라는 것은 알고 있다. 알츠하이머 병증을 앓고 있다면, 지갑을 잃어버렸다는 사실조차도 까맣게 모르는 것이다. 즉 경험한 내용뿐만이 아니라, 경험했던 일 자체도 잊어버린다. 증상이 진행되면서 결국 일상생활도 어렵게 된다. 알츠하이머병은 건망증에서 치매증으로 서서히 진행되어 가는 질병이다. 치매증에서는 새로운 것이 기억되지 않는다. 경험했던 것이 떠오르지 않는 기억 장애와 함께 사고나 판단력 저하, 언어 이상, 행동 이상이 나타나고 지금까지 해왔던 일과 일상생활 자체를 어렵게 한다.

알츠하이머병은 뇌세포 변성에 기초한 중핵 증상과 이에 수반하여 일어나는 주변 증상으로 구분한다. 중핵 증상은 알츠하이머병 환자 모두에게 일어나는 증상이다. 기억력이 현저히 떨어지고, 시간이나 장소를 인식할 수 없게 되며 판단력이 쇠퇴한다. 주변 증상은 환자에 따라서 나타나는 방식이 천차만별이다. 환상이나 망상에 사로잡히고 정신적 혼란 상태가 되기도 하고, 야간에 배회하거나, 타인을 공격하거나, 옷차림에 신경도 쓰지 않는다.

알츠하이머병 환자의 뇌에는 조기 단기기억을 저장하는 해마, 본능적인 감정에 관계하는 편도체, 호르몬을 조정하여 자율신경을 컨트롤 하는 시상하부 등이 관련된다. 이들 영역에 신경원섬유성변화(神經原纖維性變化)가 일어난다. 즉 뇌 변성이다. 특히 알츠하이머병 환자에게서 공통적인 현상은 조기에 후각 기능 장애가 진행된다는 점이다. 향기를 맡지 못한다는 점이다.

코 속 비강을 통해 유입된 향기나 냄새 정보는 해마(편도체)라는 부위를 포함한 대뇌변연계에 전달되고 그 아래 시상하부에 전달된다. 또한 대뇌변연계와 시상하부는 신경성의 연락을 취하고 있다. 따라서 정유의 향취를 맡으면, 이로 인해 치매가 진행되는 대뇌변연계와 시상하부에 '자극' 정보가 도달해 기능이 쇠퇴된 부분을 활성화시킬 수 있다.

'후각 이상'이 조기 발견의 열쇠

알츠하이머 병증의 근본 치료법은 아직 확립되어 있지 않지만, 조기에 발견하여 투약이나 비약물 치료법을 시작하면 질병의 진행을 늦추는 효과를 볼 수 있다. 보통 초기 알츠하이머 병증에서는 건망증이나 다른 인지 장애 등의 증상이 눈에 띄지 않는다. 주변에서 알아차렸을 때에는 이미 상당히 상태가 진전되어 있는 경우이다.

최근 후각과 알츠하이머병의 관계를 보여주는 흥미로운 논문이 발표되었다. 알츠하이머병의 신경원섬유성변화는 신경 세포들 사이에 전염되고, 이어 후피질에서 해마와 신피질 등으로 전염병처럼 확산된다는 연구 결과가 미국 전문지 〈PLoS ONE(플로스 원)〉에 발표되었다.

이를 응용하면 알츠하이머병을 조기에 발견하여 확산을 막고, 진행을 멈추게 할 수 있다고 한다. 연구 결과에 따르면, 조기 발견과 치료의 열쇠는 확산이 시작되는 후피질에 있다. 여기에 직접 작용하는 것이 향취, 즉 향기나 냄새 정보다. 특히 후세포는 성인의 신경 세포에서 유일하게 신경 재생이 일어나는 곳이다.

냄새 자극을 빈번하게 주어 후세포의 재생을 활성화시키면 치매증 예방에 적용할 수 있다는 점이다. 앞에서 서술했듯이, 알츠하이머병에서는 아주 초기부터 후각 이상이 나타난다. 향기나 냄새를 맡는 후각 기능이 쇠퇴한다는 점이다. 짐보 박사 일행은 이런 질환의 특성을 이용해 후각 검사로 알츠하이머 증상을 조기에 발견하는 검사법을 개발 중에 있다.

그에 따르면, 조기 알츠하이머병이라고 진단을 받은 80세 전후 환자 33명과 연령이 비슷한 비환자 40명을 두 그룹으로 나누어, 각각 향기를 구별하는 후각 검사를 실행했다. 실험에는 노송나무, 멘톨, 가정용 가스, 마늘 등 12종류를 이용했다. 그 중 5종류 이하만을 구별하는 사람에 대해 '이상이 있다'라고 판정했다. 치매증 간이테스트에서는 30점 만점 중 24점 이상이면 병이 아니라고 판정했지만, 판정을 받은 아주 초기 환자 중에서도 85%가 후각 이상을 보였다. 후각에 의한 검사법이 실용화된다면, 종래 검사에서 놓쳤던 아주 초기의 알츠하이머병을 발견할 수 있게 될 것이다.

알츠하이머병과 같은 진행성 질환에서는, 본인이나 가족이 질병이라는 것을 인정하지 않으려는 심리가 작동한다. 이것이 조기 발견이나 조기 치료의 장애가 되고 있다.

만일 조기 치료를 통해 냄새 종류를 알아낸다면 치료가 빠를 수 있다. 다시 말해 인간의 뇌가 활성화하는 부위나 활성도를 알게 되면, 검사용 정유로 무엇을 써야 할지 확인할 수 있다. 다시 말해 이제까지 조기 진단이 힘들었던 치매증 분야에서 향기를 활용한다면, 큰 도움이 될 것이 분명하다. 또한 치매증에 대한 아로마테라피의 효용은 간단하면서도 계속 이용할 수 있는 것이 큰 장점이다.

알츠하이머 증상에 대한 아로마테라피의 효과

우선 방향욕을 들 수 있다. 실내의 공기 중에 좋은 냄새를 맴돌게 하는 것으로 알츠하이머병에 사용할 수 있는 정유로는 레몬, 라벤더, 오렌지 스위트 등 다수가 '좋은 냄새'라고 느끼는 냄새이다.

아로마테라피는 간단하면서도 지속 이용할 수 있다는 큰 이점이 있다. 알츠하이머병 분야에서 냄새를 활용하는 것에 대해 앞으로 더 큰 기대해도 좋을 것이다. 알츠하이머형 치매증 개선제로는 염산염제, 메만틴 등이 흔히 사용되고 있다.

—

파킨슨병과 향기치료

파킨슨병은 사실상 난치 질병으로 알려져 있는 신경변성질환(神經變性疾患)의 일종이다. 중뇌 흑질(中腦黑質, 중뇌에 있는 흑갈색의 큰 회백질)의 도파민 신경 세포가 감소하고, 그로 인해 신경전달물질인 도파민 분비가 부족해지면, 상대적으로 아세틸콜린(acetylcholine) 증가로 불균형 상태가 되면서 발병하는 것으로 알려져 있다.

중뇌는 자연스럽게 보행하는 등 몸의 순조로움과 행동을 위한 중계기지 역할을 한다. 이 부위의 신경 세포가 감소하면 생각대로 몸을 움직일 수 없게 된다. 실제, 환자의 뇌를 관찰하면, 육안으로도 중뇌 흑질의 색소가 빠져있고, 흑질 이외의 시상하부와 교감신경 마디에도 신경 세포가 끊어져 있었다. 대개 유병률을 보면 10만 명당 100~150명 정도라고 알려져 있다. 미국과 서유럽에서는 10만 명당 300명 정도로 추정하고 있다. 10~80대까지 폭넓게 발병하는 뇌질환의 질병이며, 나이가 많아질수록 발병률과 유병률이 증가한다.

한국의 유병률을 보면, 2015년 진료 인원은 8만 4,771명으로, 2010년부터 연평균 8%씩 증가한 것으로 나타났다. 환자 10명 중 9명은 60대 이상이다.

파킨슨병 증상에는 크게 나누어 운동 증상과 비운동 증상이 있다. 운동 증상이란 손떨림, 근육경직, 반사 장애 등이다. 파킨슨병 환자는 걸을 때, 첫걸음 떼기가 어렵고, 종종걸음과 같은 보행 특징을 보인다. 비운동성 증상에는 자율신경 증상(변비, 침흘림증, 배뇨장애 등), 정신 증상(불안, 우울, 환상 등) 등이 대표적인 증상이다. 이런 환자 가운데 30~40%가 치매증이 합병증으로 나타난다.

초기의 파킨슨병 환자에게는 치매증과 같이 후각 이상을 동반하는 경우가 많다. 후각 테스트로 조기 발견할 수 있음을 시사하고 있다. 치매증과 합병되는 경우, 비운동 증상인 신경 증상과 자율신경 증상에는 항우울, 항스트레스 작용이 있어서 향기 자극이 유효하다. 아로마테라피가 대체보완의료로 유망하다는 의미다.

비운동성 증상에는 자율신경 증상, 정신 증상 등이 대표적인 증상으로, 이 질환의 약 30~40%에 치매증이 합병증으로 나타난다고 한다.

파킨슨병 향기치료

인도의 함무다드대학의 무자밀·아마드팀은 마타리과의 스파이크나드(spikenard) 정유를 실험한 보고서를 냈다. 생쥐 실험을 통해 파킨슨병 증상에 치료 효과가 있었다는 것이다.

이 논문에 의하면, 생쥐에 6-OHDA라는 약제를 투여하면 파킨슨병과 같은 증상이 발증하지만, 스파이크나드 정유를 투여한 결과, 유의미한 운동 기능 장애를 막을 수 있었다는 것이다.

그러나 임상적으로 인간의 파킨슨병 환자에게 스파이크나드 정유 혹은 다른 정유를 투여하여 증상이 개선되었다고 하는 보고는 아직 나오지 않고 있다. 다만 스파이크나드 정유는 신경 세포의 아세틸콜린 분해 효소의 작용을 억제한다고 알려져 있다. 이는 인지기능 개선에 효과가 있을 수 있음을 시사하는 것이다. 스파이크나드 정유는 성서에 나오는 예수의 발에 부은 '나르드(nard) 향유'의 주성분이다. 이는 아로마테라피에서는 진정작용과 소염작용이 있는 정유로써, 신경의 밸런스를 조율하는 효능이 보고되었다.

스파이크나드 정유를 투여하면, 중뇌 흑질에서 과산화지질증거나 환원형 글루타티온(아미노산으로 이루어진 결정성 펩티드) 함유량의 감소가 억제되며, 그 결과로 운동 기능 장애를 막을 수 있음을 보고하고 있다. 스파이크나드 정유는 성서에 나오는 예수의 발에 부은 나르드 향유의 주성분이다. 이는 한국명으로는 감송(甘松)으로, 인도, 티벳, 히말라야산맥과 중국 남부의 고지대 등에서 자라는 관엽감송의 뿌리에서 얻는다. 긴장, 스트레스, 편두통, 소화불량, 불면증, 알레르기 피부염 등에 좋다.

제 **6** 장

비만의
향기치료

~정유 향기를 맡는 것은 불쾌감이 없다

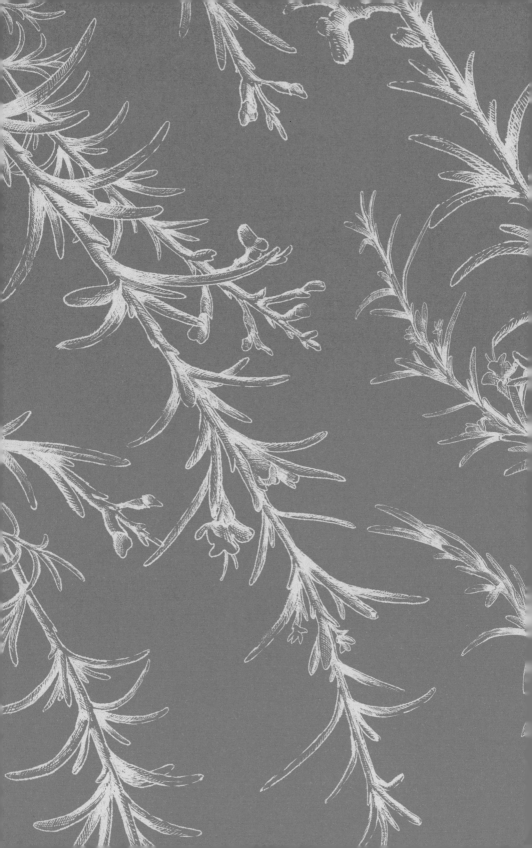

—

좋은 향기를 맡으면 살이 빠진다

'배가 부르다'라고 지령을 내리는 것은 뇌의 시상하부 복내측핵(腹內側核)에 있는 만복중추(滿腹中樞)이다.

만복중추에서 일찍 지령이 내려오면, 과식을 방지하여 비만이 예방된다. 또한 활동량이 높아지는 낮에 교감신경이 제대로 작용하고 있으면, 몸의 대사가 촉진되어 칼로리 소비량과 지방 연소가 높아진다. 따라서 만복중추를 일찍이 작동시키고, 또한 교감신경을 자극시키는 향기를 맡으면, 과식을 방지하여 비만을 예방할 수 있다.

- 복내측핵(ventromedial nucleus): 시상하부의 신경핵 중 하나로 포도당수용기(glucoreceptor)로써 혈중 포도당을 감시하고, 식욕을 조절한다
- 만복중추(satiety center): 식욕 또는 갈증이 충족되면 음식물에 대한 욕구가 없어지게 하는 중추이다. 시상하부의 복내

측 부근에 섭식 중추를 억제하는 만복중추가 있다. 만복중추에서 지령이 내려오면, 과식을 방지하여 비만 예방으로 이어지는 것이다. 또한 활동량이 많은 낮에 교감신경이 제대로 작용하고 있으면, 몸의 대사가 촉진되어 칼로리 소비량과 지방 연소가 높아진다. 따라서 만복중추를 일찍 작동시키고, 또한 교감신경을 자극하는 냄새를 맡으면, 과식을 방지하여 대사의 촉진에 의해 비만을 예방할 수 있다고 여겨진다.

식사 제한과 운동요법은 가끔 괴롭기도 하고 혹은 배가 너무 고파져 그만두는 사람들도 있다. 정유 향기를 맡는 것은 불쾌감이 없고 대부분 사람들이 기분 좋아짐을 느낀다. 향기나 냄새는 마음에 미치는 작용도 있으므로 다이어트 방법에 포함시킬 수 있다.

현대인에게 있어서 비만은 최대의 위험 인자 중 하나이다. 비만은 당뇨병, 고혈압, 지질 대사 이상 등 생활습관병의 주원인이다. 방치해두면, 심질환이나 뇌혈관 질환으로 이어질 것이다. 비만은 특히 몸의 산화나 당화를 촉진시켜, 노화를 급속히 진행시킨다는 것도 알려져 있다. 내장 질환만이 아니다. 무릎이나 허리 통증 등의 관절염과 변형 관절증 등의 정형외과적 질환도 비만 때문에 발생한다. 비만은 중년기 이후의 건강과 생활을 크게 좌우한다.

향기치료가 비만에 미치는 효과가 확실해진다면, 체중 조절이 더욱 쉬워질 것이다.

식사 제한과 운동요법은 가끔은 괴롭기도 해서 그만두는 사람들이 많다. 하지만, 정유의 좋은 향기를 맡는 것은 불쾌감도 없고, 상쾌한 기분을 느끼는 사람이 대부분이다. 냄새는 마음에 미치는 작용도 있다.

식욕을 제어하는 그레이프프루트의 향

감귤계의 정유는 교감신경을 활성화하는 작용이 있다. 그러므로 이전부터 그레이프프루트(자몽) 냄새에는 비만 방지의 작용이 있는 것으로 추정하고 있다.

나가이 카츠야 오사카대학 명예교수(생화학)와 니지마 아키라 니가타대학 명예교수(생리학)팀은 생쥐 실험으로 그레이프프루트 정유의 효능을 발견했다. 실험을 6주간 실행했다. 그레이프프루트 정유를 맡은 그룹은 맡지 않았던 그룹보다 약 20g 정도 가벼워졌다. 또한 그레이프프루트 정유를 맡은 쥐는 식사량이 약 70%로 줄었다. 식욕을 줄이는 효과도 있었다. 그레이프프루트 정유를 맡음으로써 다이어트 효과가 있다는 것이 동물실험에서 밝혀졌다.

그레이프프루트 정유를 맡으면, 교감신경을 활성화시킨다는 연구 결과가 있다. 교감신경이 지방을 연소시켜 몸의 내부로부터 열을 만들어내기 위해 체온 상승이 일어난다.

'그렇다면 추운 지방 사람들이 좋아하는 것은 뭘까?'

캐나다나 시베리아 툰드라 지역은 물론, 일본 니가타 지방에서는 그레이프프루트 소비량이 타지역보다 훨씬 많았다. 일본 경우 가장 소비가 많은 지역은 니가타시로 연간 5,222g, 가장 적은 곳은 미야자키시로 490g이었다.

소비량 베스트 10은 모두 동북, 관동 지방이다. 큐슈와 시코쿠 등은 최저 수준이었다.

아로마테라피의 관점에서 보면, 향기가 뇌와 몸에 주는 영향을 보여주는 흥미로운 데이터이다.

그레이프프루트의 향이나 성분에는 '몸을 덥히는 작용'이 있다. 그에 비해 온난한 기후 지방에 사는 사람들은 그레이프프루트를 선호하지 않는다. 이는 쥐 실험에서도 확인할 수 있다. 생쥐가 그레이프프루트와 같은 감귤류인 레몬 향을 맡으면, 신경 세포가 활성화한다는 것을 fMRI을 통해 관찰할 수 있다. 이는 부교감신경을 억제한다. 교감신경과 부교감신경은 길항 관계이므로, 레몬이 부교감신경을 억제하고 교감신경을 활성화시켜 몸을 덥게 만든다고 생각된다.

음식의 기호는 지역에 따라서 다르다는 것을 우리들은 경험적으로 알고 있다. 각 지방 특산 음식물에 들어가는 방향 물질을 분석하면, 냄새에 의해 몸의 기능이 어떻게 보완되는지를 알 수 있다. 최근 스낵 등을 지나치게 많이 먹는 어린이들이 참을성 없는 성격이 되었다는 이야기가 있다.

확실히 인간의 뇌는 지방과 당질을 조합한 것을 맛있다고 느낀다. 뇌에서 쾌감을 얻었을 때 활성화하는 '보수계(報酬系)'라는 신경전달물질이 방출된다는 것도 이미 알려져 있다. 이는 냄새, 즉 식품 향료가 관계되어 있을 수 있다.

인간의 기억에 가장 많이 남아있는 것은 음식물의 향기이다. 냄새와 음식물의 관계에 대해 앞으로 더 연구가 계속되면 의미 있는 결과를 다수 낼 수 있다.

이처럼 그레이프프루트, 파촐리, 레몬의 '향기'는 식욕을 억누르는데, 감귤계의 정유는 교감신경을 우위에 두는 작용이 있는 것 아닐까 추측되고 있다.

비만 치료에 마사지로 사용하는 정유

〈숫자는 방울 수를 가리킨다〉

- 복부 비만: 펜넬 2, 쥬니퍼 2, 블랙페퍼(후추) 1
- 셀룰라이트: 사이프러스 3, 쥬니퍼 2, 펜넬 1
- 허벅지, 종아리 비만: 쥬니퍼 2, 그레이프프루트 2, 사이프러스 1

- 다리 부종: 로즈메리 2, 페퍼민트 1, 사이프러스 1
- 바디쉐이핑: 라벤더 3, 로즈메리 2, 레몬그라스 1

—

동맥경화 치료에 유효하다

비만과 마찬가지로 동맥경화 역시 생활 습관 질환의 일종이다. 식생활이나 운동 습관, 흡연 등 일상생활에서 기인하는 질환이다. 대표적인 것은 동맥경화와 고혈압, 지질 이상, 당뇨병 (I형 당뇨병은 제외), 고뇨산혈증(高尿酸血症)이다. 그리고 이 모든 것을 유발시키는 것이 비만이다.

생활습관병이 문제시되고 있는 것은 현대인 사망 원인의 제2위로 치는 심질환(심근 경색 및 협심증 등)과 제3위인 뇌혈관 질환(뇌경색과 뇌혈전 등)에로 진행할 가능성이 높기 때문이다. 따라서 어떠한 질환이든 최대 원인은 동맥경화이다.

동맥경화란 동맥이 뚱뚱해서 모든 몸속 기관의 유연성이 부족해진 상태이다. 일반적으로 동맥경화증이라 불리는 것은 아테롬성(性)동맥경화증이다. 이는 동맥 내측에 융기(隆起)가 발생하여 경화된 상태로 이것이 커지면 혈류 불량이나 차단이 일어나서 뇌경색이나 심근 경색의 한 원인이 된다. 또한 융기가 붕괴된 곳에 혈액 덩어리(혈전)가 생기고, 이것이 떨어져나가 혈관을 막게 되면 허혈성 심질환이나 뇌졸중, 폐색전 등 치명적인 급성 질환을 초래한다.

아로마테라피는 이제까지의 임상 연구를 통해 동맥경화에 관련한 질환에 유효하다고 여겨지고 있다. 그 이유 중 한 가지는 정유에 혈관 확장 효능이 있기 때문이다. 좁아진 혈관을 확장시키면, 혈액 흐름이 좋아지고, 혈전으로 혈관이 막힐 위험성이 낮아지게 된다.

또 한가지는 교감신경의 억제이다. 교감신경이 항진되면 심장에서 방출되는 혈액량이 갑자기 한 번에 증가한다. 동맥경화가 일어나면 혈관이 파열되기 쉬워진다. 따라서 교감신경을 억제시킬 수 있다면 이런 위험성을 낮출 수 있게 된다.

아로마테라피와 동맥경화의 연구에 대해 이집트의 돗키 국립 연구센터의 아무르 에드리스의 설명은 유효하다. 어떤 종류의 정유나 정유 성분에 함유된 감마테르피넨은 LDL(Low Density Lipoprotein)의 산화를 억제하는 항산화력이 있다고 여겨진다. 테르피노렌(terpinolene), 오이제놀(eugenol), 시모스 등의 정유 성분에도 항산화작용이 있다고 보고되고 있다. 그럼에도 향기치료는 부작용이 거의 없다.

코를 통한 향기치료를 의미하는 경비흡수나 피부 등을 통한 경피흡수를 포함한 아로마테라피 처치법은 체내에 흡수된 정유 성분은 극히 미량으로 약물과 함께 복용해도 지장을 주는 일은

거의 없다. 그렇기에 동맥경화성 질환에 향기치료가 약물치료와
병용해서 행해지고 있다.

향기치료──── 좋은 향을 맡으면 좋은 기억이 떠오른다

제 7 장

여성 특유의
질환과 향기치료

~생리 전 짜증이나 우울에 효과

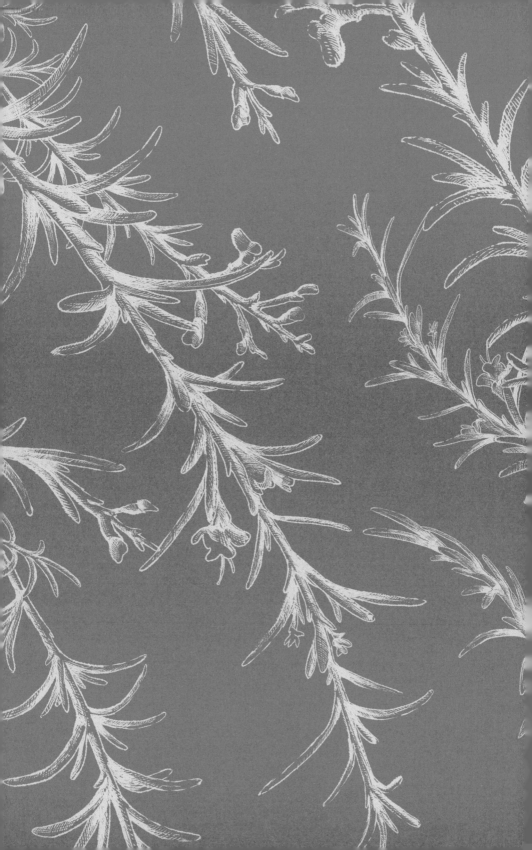

향기로 여성호르몬 밸런스를 조절한다

향기치료가 적극 도입되는 분야가 부인과이다. 월경전증후군이나 갱년기 장애 등 여성 질환 중 많은 부분은 호르몬 밸런스가 무너져 나타나며, 호르몬 분비의 사령탑은 시상하부와 뇌하수체이다.

냄새 분자에 의해 후각 자극이 작용하는 부위이며, 실제로 임상에서도 효과가 보고되고 있다.

여성호르몬이 분비되는 경로도 향기나 냄새 정보의 경로와 유사하다. 시상하부에서 GnRH(성선자극호르몬 방출 호르몬)가 방출되면 뇌하수체에서 FSH(난포자극호르몬)와 LH(황체형성호르몬)가 분비되며, FSH가 난소에 도달하면 에스트로겐(난포호르몬)이 분비되는 것이다.

향기가 직접 약리작용을 하는 것 아니다. 방향욕이나 아로마 트리트먼트를 통해 여성호르몬을 투여하는 것이 아니라, 향기나 냄새 정보가 뇌에 도달함으로써, 여성호르몬 분비량이나 밸런스를 조종하는 것이다.

그런 면에서는 여성화증후군(女性化症候群)의 경우, 아로마테라피에 의한 대체보완의료가 효과를 올리고 있는 분야 중 하나라고 해도 좋을 것이다. 아로마테라피로 여성호르몬의 분비가 개선될 수 있는 것은 클라리세이지(clary sage)나 펜넬(fennel), 바질(basil) 등 정유의 '냄새 지도'가 여성호르몬의 연결 경로와 비슷하기 때문일 수 있다.

그러므로 이 정보는 '호르몬을 내보내'라는 신호라고 뇌가 판단하여, 그것에 의해 분비량이 조정되고 있다는 추측이 성립된다. 일본 게이오대학 의학부 타니가키 레이코팀은 2년에 걸쳐, 도쿄재생회 중앙병원에 개설된 아로마테라피 외래 시술에서 월경곤란증, 월경전긴장증, 난소기능부전, 갱년기 장애 환자를 대상으로 정유 효과를 조사했다.

시술 전과 아로마테라피를 지속한 1개월 후를 비교해 보니, 모든 환자에서 증상 개선의 효과를 보였다. 갱년기 장애 환자의 경우 시술 대상자의 약 80%가 쿠퍼만지수(KI)에서 중등도 이상의 회복을 느꼈다는 결과가 나타났다. (그림 참조) 갱년기가 뚜렷하게 어디 아프거나 병이 있지도 않지만, 병적 증상을 호소하는 현상이다. 이 지수에서 개별 항목 모두가 자기 증상에 대하여 가장 높은 수치가 51, 전혀 없으면 0이 된다.

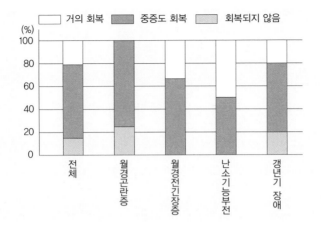

그림-10 · 향기치료 진료 1개월 후에 회복률

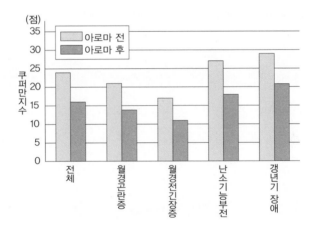

그림-11 · 쿠퍼만지수에 의한 비교

월경곤란증

　월경곤란증(月經困難症)은 일상생활에 지장을 줄 정도로 강한 생리통(生理痛)이다. 이 통증의 원인은 프로스타글란딘(prostaglandin)의 과다 생산에 의한 혈관 수축이나 자궁근(子宮筋)의 허혈이다. 정유의 향기를 맡으면, 혈관 확장 작용에 의해 월경 시의 혈관 수축이 억제되고, 골반 내의 혈액순환 개선이나 진통작용이 기대된다. 여기에는 캐모마일(chamomile), 클라리세이지, 라벤더, 로즈 등의 정유가 사용된다.

· 클라리세이지 20방울 + 베이스 오일 50ml – 복부 마사지
· 클라리세이지 2, 마저럼 2, 캐모마일 2방울

월경전증후군

　월경전증후군(月經前症候群)은 월경 전 3~10일의 황체기(黃體期, 배란 후에 발생하는 발정주기단계)에 심신(心身)의 실조가 계속되고, 월경이 오면 실조가 경감되든지 소실된다. 월경이 있는 시기 여성의 약 반수가 느끼는 생리 전의 짜증이나 우울 상태

도 월경전증후군으로 흔히 보이는 증상이다. 원인은 프로제스테론(progesterone)을 중심으로 한 호르몬 밸런스의 무너짐에 있다. 이 시기에 짜증이나 우울 상태를 억제시키기 위해 라벤더나 제라늄(geranium) 등 진정작용이 있는 정유를 사용한다. 아로마테라피를 통해 이 기간의 짜증이나 우울 상태를 억제시킨다.

- 프로제스테론(황체호르몬): 황체에서 분비되는 호르몬 중 하나, 주로 난소의 황체나 태반에서 분비되며, 착상을 돕고 임신을 유지하는 작용을 한다. 무월경, 절박성 및 습관성 유산의 치료에 쓰인다.
- 진정작용: 라벤더, 제라늄
- 월경불순: 캐모마일, 클라리세이지, 라벤더, 사이프러스, 재스민, 쥬니퍼, 마저럼, 멜리사, 페퍼민트, 로즈메리, 로즈
- 무월경: 캐모마일, 클라리세이지, 펜넬, 히솝, 쥬니퍼, 미르라(몰약)
- 월경불규칙: 클라리세이지, 멜리사, 장미
- 월경과다: 사이프러스, 장미
- 월경빈약: 바질, 라벤더, 마저럼, 멜리사, 페퍼민트, 장미, 로즈메리
- 생리전긴장: 클라리세이지, 라벤더, 일랑일랑, 레몬그라스
- 생리통: 클라리세이지, 마저럼, 캐모마일

갱년기 장애

갱년기 장애(更年期障礙)는 40대 후반부터 난소 기능이 저하되어, 에스트로겐(estrogen) 분비량이 급감한다. 이 호르몬 변화에 심신이 적응하지 못해, 자율신경실조증 같은 상태가 나타난다. 구체적으로는 얼굴홍조(핫플래시), 손발이나 허리의 정충(怔忡), 동계(動悸)·숨이 찬 증세, 불면증 등이다. 짜증이나 우울 등의 정신 신경적 증상은 에스트로겐 부족이 원인이므로, 아로마테라피에서는 호르몬과 비슷한 작용이 있는 클라리세이지나 사이프러스 정유를 사용한다. 또한 갱년기 장애에서는 여러가지 '부정수소(不定愁訴)'가 나타난다. 따라서 진정 효능이 있는 라벤더나 최면 효능이 있는 마저럼, 스위트 오렌지(sweet orange) 등이 그 증상에 사용한다.

- 정충(怔忡): 심한 정신적 자극을 받거나 마음이 허하여 가슴이 몹시 두근거리고 불안한 증상을 보이는 병이다.
- 동계(動悸): 심장의 고동이 심하여 가슴이 울렁거린다.

제 **8** 장

통증을 개선하는
향기치료

~상처 입은 부분의 회복

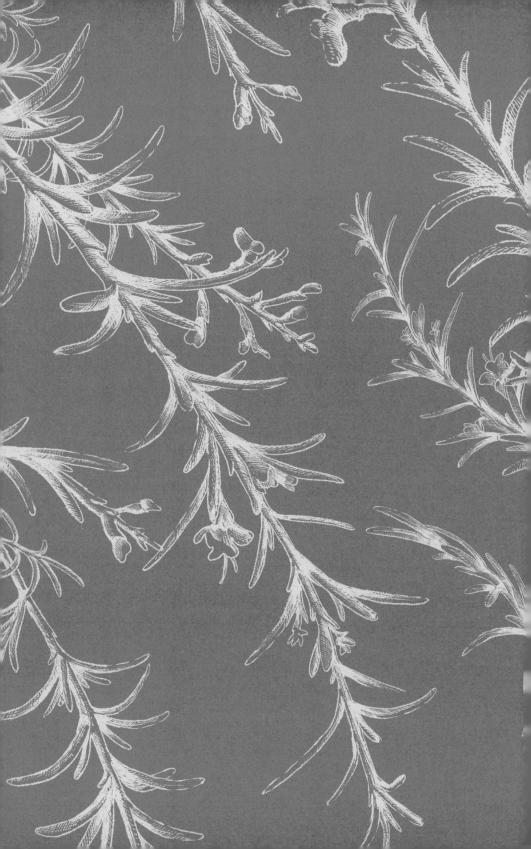

통증의 원인

향 내음을 맡음으로써 통증 개선이 가능한 향기치료의 가장 큰 장점은 뇌에 직접 작용한다는 점이다. 통증을 느끼는 것은 뇌이다. 향기 분자의 정보는 뇌에 직접 작용해 통증을 완화시키거나 혹은 통증에 의한 정신적 고통을 누그러뜨리는 효과를 기대할 수 있다. 따라서 통증은 아로마테라피의 효과가 가장 큰 분야로 기대된다.

향기나 냄새의 정보는 뇌에 직접 작용한다. 통증의 원인에는 다양한 요인들이 내재되어 있다.

1 침해수용성(侵害受容性) 동통: 절단상이나 화상 등, 몸이 상처를 입었을 때 느끼는 통증이다.
2 말초신경장애성(末梢神經障碍性) 동통: 말초신경이 손상되어 발생하는 통증, 대상포진이나 당뇨병에 의한 저림 등이 여기에 해당한다.

③ 심인성(心因性) 동통: 신경이나 몸에는 그다지 문제가 없음에도 불구하고 발생하는 통증, 심리적 문제, 사회적 요인 등 많은 요소에 의해 일어나는 통증이다.

④ 중추성(中樞性) 동통: 척수나 뇌의 중추신경이 손상되어 발생하는 통증이다.

일반적인 통증은 ①의 침해수용성 동통이다. 이 경우 몸의 상처 입은 부분이 치유되면 통증은 없어지게 된다. 통증의 소실과 경감을 위해서는 '상처 입은 부분의 회복'과 '뇌에서 받아들인 통증의 정보를 컨트롤'하는 두 방향으로 접근이 필요하다.

그러면 뇌에 통증 정보가 전달되었을 때, 인간의 몸이 보이는 반응은 두 가지다.

하나는 칼륨(kalium), 세로토닌(serotonin), 브래디키닌(bradykinin), 히스타민(histamine) 등이 '통증 물질'의 발생이다. 다른 하나는 P물질(아픔의 감각을 일으킨다고 여겨지고 있는 화학 물질), 프로스타글란딘(prostaglandin, PG), 류코트리엔(leukotriene), 사이토카인(cytokine) 등 '통증 물질의 작용을 강화하는 물질 발생'이다. 어떤 쪽이든 뇌에 통증 정보가 전달되어 발생하는 물질이다. 진통제는 이들 물질의 발생을 억제하여 통증을 경감·소실시킨다.

즉 상처 입은 국소에 직접 작용하는 것이 아니라, 통증을 느끼

는 뇌에 영향을 미친다. 정유의 냄새 분자 정보는 뇌에 직접 도
달하기 때문에 게이트 컨트롤에 의해 통증을 누그러뜨릴 수 있
다고 판단된다.

1 칼륨, 세로토닌, 브래디키닌, 히스타민 등이 통증 물질의 발
생

2 P물질(아픔의 감각을 일으킨다고 있는 화학 물질), 다른 하
나는 프로스타글란딘, 코트리엔, 사이토카인 등이 통증을
강화하는 물질 발생

통증을 완화하는 정유 효능

정유의 냄새 분자 정보는 뇌에 직접 도달하기 때문에 게이트
컨트롤에 의해 통증을 누그러뜨릴 수 있다고 생각된다. 게다가
정유 자체에 의한 진통 외에, 트리트먼트에 의한 약한 피부 자극
(어루만지는 등)에 의해서도 진통작용이 일어나므로, 이중의 통
증 온화 작용이 기대된다.

정유는 복수의 방향성 유기화학물로 구성되어 있지만, 어떤
성분이 통증에 듣는지에 대해서는 꽤 많이 밝혀져 있다. 베타 피

넨과 미르센(모두 모노테르펜 염화수소), 초산리나롤(에스테르류), 옥시드류, 시트랄과 시트로네랄(모두 알데히드류), 오이제놀(페놀류) 등이다. 아로마테라피에서는 이런 성분을 함유한 정유를 사용하여, 방향욕이나 아로마 트리트먼트를 통해 통증을 완화시킨다.

아로마테라피에 의한 통증 완화는 "전통적"으로 행해져 오고 있으며, 임상적으로 높은 유효성이 인정되고 있다.

아로마테라피에 의한 통증 완화에서도, 현대 서양의학의 진통제와 마찬가지로 통증 물질의 작용을 강화하는 물질을 방출시키는 전기신호를 억제하고 있다. 게다가 정유의 냄새에는 릴랙스작용이 있으므로, 스트레스 해소작용이 한층 더 높아 통증이 완화된다.

암환자 통증 완화법

암환자가 정유 향기에 둘러싸여, 아로마 트리트먼트를 통해 따스한 온기를 느끼면 기분이 좋아지며, 그로 인해 무엇보다 통증을 누그러뜨릴 수 있다. 아로마테라피의 시술로 통증 완화를 해가면서 기분 좋은 향기를 맡으며 편안히 잠들면, 환자라도 삶의 질을 높일 수 있다.

아로마테라피는 세계적으로 암환자 통증을 진정시키는데 많이 사용되고 있다. 국내에서도 말기 환자에 활용하는 경우가 확산하고 있다. 암은 강한 통증을 동반하는 질환이다. 말기 암환자는 여러 가지 '통증'을 갖고 견디고 있다. 암환자의 통증은 신체적 고통·정신적 고통·사회적 고통 등이 복잡하게 얽혀있는 통합 통증이다. 통증은 주관적인 감각으로 눈에 보이지 않은 데다가 환자 본인 이외에는 잘 전달되지 않는 것이다. 가족을 포함한 다른 사람들이나 의료종사자는 환자의 통증 호소에 진지하게 귀기울여야 한다.

암환자의 통증은 ①암이 직접적인 원인인 통증(전이나 신경침윤) ②암에 관련된 통증(림프부종, 근육경련통, 욕창) ③치료에 의한 통증(수술 후 통증, 화학요법이나 방사선요법에 의한 통증) ④병발(倂發) 질환에 의한 통증(대상포진, 관절염, 변형성 척추염) ⑤심인성 동통 등으로 구분된다.

현재 모르핀 등으로 통증을 진정시키고 있지만, 계속 사용하게 되면 내성이 생기고, 투여량을 점점 늘여야 한다. 모르핀 등 진통제 사용은 부작용도 우려된다. WHO(세계보건기구)에 의하면, 암환자의 통증 진정률은 70~80%로 알려져 있다.

아로마테라피에 의한 통증 완화는 강한 진통 효과는 없지만, 말초신경 장애성 통증과 침해수용성 통증의 완화가 가능하며, 내성도 그리 생기지 않는다. 게다가 통증으로 인한 불면 치유도 어느 정도 가능하다. 말기 암환자의 통증은 괴로운 만큼 아로마테라피의 응용을 적극 취할 필요가 있다.

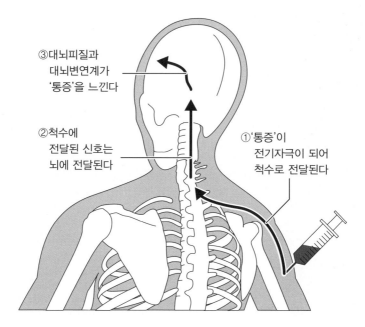

③대뇌피질과
　대뇌변연계가
　'통증'을 느낀다

②척수에
　전달된 신호는
　뇌에 전달된다

①'통증'이
　전기자극이 되어
　척수로 전달된다

그림-12 · 통증의 메커니즘

진정·진통작용을 가진 정유와 성분

정유 성분	성분이 함유된 정유	실험 결과의 정리	문헌
베타-피넨 (모노테르펜 염화수소)	베르가못, 레몬, 로즈메리, 캠퍼, 바질	쥐의 동통 자극 시험에서 진통작용을 보았다	Liapi C, 2007
미르센 (모노테르펜 염화수소)	진저, 로즈메리, 쥬니퍼, 로즈, 그레이프프루트(자몽)	미르센의 진통 효과를 보았다	RAO, 1990
초산리나릴 (에스텔류)	베르가못, 라벤더, 클라리세이지	생쥐 대상의 캡사이신 테스에, 초산리나일에 진통작용이 있음을 밝혀냈다	Sakurada, 2009

향기치료 —— 좋은 향을 맡으면 좋은 기억이 떠오른다

정유 성분	성분이 함유된 정유	실험 결과의 정리	문헌
1,8-시네올 (옥시드류)	바질, 유칼립투스, 레몬, 페퍼민트, 로즈메리, 캠퍼, 티트리	쥐의 동통 자극 시험에서 진통 작용을 보였다.	Liapi C, 2007
시트랄 (알데히드류)	제라늄, 레몬그라스, 오렌지, 레몬, 유칼립투스	염증에 깊이 관여하는 대식 세포의 일산화질소 생산을 억제하여, 항염증 작용을 보였다	Katsukawa, 2010
시트로네랄 (알데히드류)	레몬, 유칼립투스, 레몬그라스	침해수용기의 주사나 경구로 투여하여, 진통 효과를 보였다.	Ferreira, 1990
진게롤	진저	6-8-10 −진게롤은 모두 프로스타글라딘 E2를 저해하며, 항염증 작용을 한다. 관절류머티스의 연쇄구균성 세포벽−쥐에 대해 진게롤을 복강내 투여했을 때, 관절염 및 간절파열을 모두 Funk Janet L et al, 2009방지하는 효과를 인정받았다.	Funk Janet Letal, 2009

—

진정·진통작용을 가진 정유 성분의 특징

현재 약 250~300종류의 정유가 있다. 향료로써 사용이 가능하다고 하더라도, 그중에는 자극성이나 독성이 강한 정유도 있다. 또한 아로마테라피에서 사용하는 정유에도 독성 등 부작용이 나오는 경우도 있다. 감귤류나 미나리과의 정유에 함유된 플로쿠마린이라는 성분은 광독성이 있다. 광독성이 있는 정유의 주된 부작용은 광접촉성 피부염이다.

정유를 희석한 캐리어 오일을 도포한 곳에 햇빛이 닿으면 염증을 일으킨다. 베르가모트(bergamot) 정유에 함유된 베르가프텐에는 광독성이 있으므로, 실제 제품에는 이 성분을 어느 정도 제거되어 있다.

그 외 라임(lime), 그레이프프루트(grapefruit), 레몬, 미나리과의 안젤리카 루트 등에도 광독성이 있다. 쥬니퍼베리(juniper berry)나 블랙페퍼(black pepper), 펜넬스위트(foeniculum vulgare), 세이지(sage) 등은 장기간 사용하면, 간장(肝臟) 장애나 신장(腎臟) 장애 등이 발생할 수 있다.

일랑-일랑(ylang-ylang)에는 대량 사용으로 두통 및 구역질 등이 보고되고 있다. 안전하게 사용하기 위해서는 용법·용량에 주의하길 바란다. 반복되는 이야기이지만, 정유의 '향기'는 직접적으로 뇌에 작용한다. 몸 상태나 정신 상태는 매일매일 급박하게 변화한다.

셀프 메디케이션(self medication)으로 사용할 때는 우선 정유의 병을 열고 직접 향기를 맡아보도록 한다. 사람 뇌에는 외부의 자극을 '스스로에게 좋은지 어떤지', 자동적으로 판단하는 기

능이 있다. 즉 '좋은 향기'라고 느끼는 정유가 그때의 몸과 마음
이 요구하는 향기일 가능성이 높다. 좋은 향기에 둘러싸여, 심신
이 함께 평온하게 하면 시술의 효과도 높아진다.

뇌는 전신을 컨트롤하는 사령탑이다. 인체 오감 중에서도 향
기와 냄새 후각계의 자극을 가장 강하게 받아들이는 뇌의 부위
는 대뇌변연계이다. 이는 발생학적으로 대뇌 중에서도 가장 오래
된 부위이며, 칠성장어 등과 같은 원구류 이상의 척추동물 모두
에 존재한다. 희노애락(喜怒哀樂), 놀람, 무서움, 혐오 등의 본능
적인 감정과 이런 감정과 더불어 안색이 변하거나, 맥박이나 호
흡이 가빠지거나 하는 생리적인 반응의 지령을 내는 것이 대뇌변
연계이다.

모노테르펜탄화수소 $C_{10}H_{16}$

작용	성분명	다량 함유된 정유
소독 살균 항(抗)바이러스 항(抗)염증	오시멘, 3-카렌, 사비넨, 테르피넨, 피넨, 미르센, 리모넨 등	그레이프프루트(자몽), 쥬니퍼, 오렌지, 티트리 등

세스퀴테르펜탄화수소 $C_{15}H_{24}$

작용	성분명	다량 함유된 정유
소독 항균 항(抗)염증 진정(鎭靜)	카리오필렌, 산탈렌, 파르네센 등	저먼 캐모마일, 샌들우드, 패취리 등

모노테르펜알코올 $C_{10}H_{18}O$

작용	성분명	다량 함유된 정유
항균 항(抗)진균 항(抗)바이러스 면역부활(免疫賦活) 강건(强健), 구충	게라니올, 시트로넬랄, 테르피네올, 테르피넨-1-올, 네롤, 보르네올, 멘톨, 리나놀 등	제라늄, 티트리, 페퍼민트, 라벤더, 로즈 등

세스퀴테르펜알코올 $C_{15}H_{28}O$

작용	성분명	다량 함유된 정유
소독 강건(强健) 항(抗)염증 자격(刺激) (자극을 받아 크게 흔들림)	산탈롤, 세드롤, 네롤리돌, 비사볼롤 등	저먼 캐모마일, 클라리세이지, 사이프러스, 샌들우드

에스테르류(Ewter類)

작용	성분명	다량 함유된 정유
소독 항(抗)진균 항(抗)염증 진경(鎭痙; 경련의 진정) 신경에 대한 진정	초산게라닐, 초산벤질, 초산리나닐, 살리실산 메틸 등	일랑일랑, 로만 캐모마일, 클라리세이지, 재스민, 베르가못 등

옥시드류(Oxidef類)

작용	성분명	다량 함유된 정유
거담 호흡기와 소화기에 대한 자격(刺激)	1.8-시네올(유칼립톨), 아스카리돌, 리날로올옥시드 등	저먼 캐모마일, 니아울리, 유칼립투스, 로즈메리, 캠퍼 등

향기치료——— 좋은 향을 맡으면 좋은 기억이 떠오른다

알레히드류(Aldehyde類)

작용	성분명	다량 함유된 정유
강건(强健) 혈관 확장 항(抗)염증 진정 해열	게라니올, 시트랄, 시트로넬랄, 아니스알데히 드, 네롤, 쿠민알데히드, 계피알데히드 등	레몬그라스, 레몬, 유칼립투스 등

케톤류(Ketone類)

작용	성분명	다량 함유된 정유
거담(祛痰) 진정 진통 점액용해(粘液溶解) 소화 창상(創傷)의 치료	아틀란톤, 캠퍼, 크립톤, 재스몬, 투온, 피노카르본, 멘톤 등	저먼 캐모마일, 하이스포(히솝), 캠퍼, 세이지 등

근골격계 통증

한의원과 양의원에서는 급상기부터 만성기까지 아로마테라피가 보조요법으로써 적극적으로 이용되고 있다. 진통이나 항염증 작용이 있는 정유는 베이스 오일(carrier oil)에 희석하여 트리트먼트를 행하고, 진정이나 항스트레스 작용이 있는 정유는 방향욕을 행하여, 통증에 의한 불쾌감을 누구러 뜨린다. 뜨거운 물에 정유를 떨어뜨려, 수시로 거기에 발을 담그며 이용한다.

근골격계 향기치료 **1**

근골격계 통증	자연 향기치료 처방집(방울 수)
①기본조향	쥬니퍼 10방울 / 라벤더 7방울 / 로즈메리 8방울
②처치조향	쥬니퍼 10방울 / 라벤더 7방울 / 로즈메리 8방울
③급성, 열성(熱性), 염증성 질환	①기본조향 + 페퍼민트 2ml / 레몬 2ml
④만성, 한성(寒性), 허증성 질환	②처치조향 + 펜넬 4ml
⑤여성의 근육 수족저림 (자궁 생식기계 문제)	②처치조향 + 펜넬 4ml / 일랑일랑 3ml

근골격계 향기치료 **2**

동통	자연 향기치료 처방집(방울 수)
①급성 질환	로즈메리 30 / 쥬니퍼 20 / 라벤더 10 / 페퍼민트 10 그 외 (프랑킨센스, 몰약)
②만성 질환	캐모마일 20 / 마저럼 10 / 오렌지 15 / 제라늄 10
③근육통	쥬니퍼 20 / 마저럼 10 / 로즈메리 10 / 라벤더 10 / 레몬 10 그 외, 블랙페퍼
④류머티즘	로즈메리 30 / 쥬니퍼 20 / 유칼립투스 10 / 프랑킨센스 10 그 외, 블랙페퍼 / 진저 / 캐모마일
⑤근육경련	마저럼 30 / 캐모마일 20 / 만다린 10
⑥염좌, 좌상	라벤더 or 티트리 8-10방울+50cc 증류수 캐모마일(부기) / 로즈메리 / 라벤더 / 파인
⑦통풍	바질 / 캠퍼 / 펜넬 / 쥬니퍼 / 로즈메리

향기치료——좋은 향을 맡으면 좋은 기억이 떠오른다

제 9 장

정신질환 개선과 향기치료

~초기에 예방적인 치료가 중요

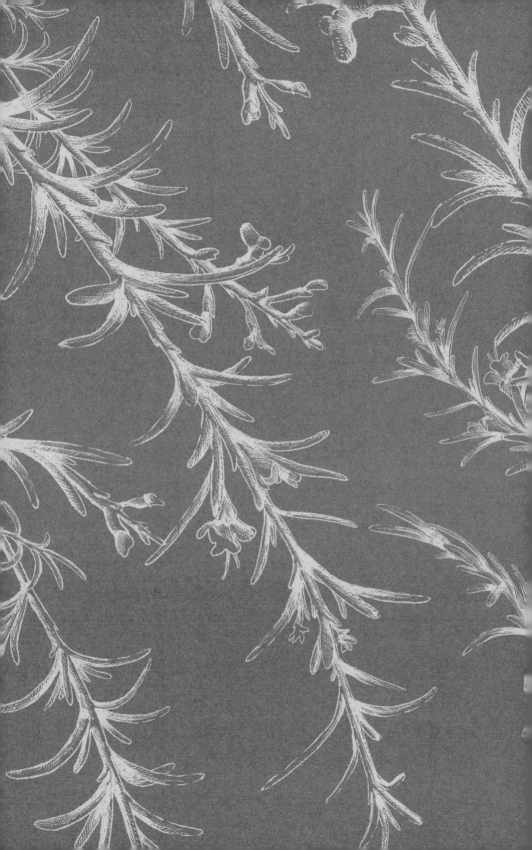

우울증을 개선하는 향기

분노, 억울성 질환은 여러 가지 스트레스가 큰 위험 요소가 된다. 억울할 때나 불면 치료 등에 약물치료와 함께 아로마테라피 병용 사례가 늘고 있다.

레몬과 오렌지 등 감귤계 향기에는 항스트레스 작용과 항우울 성분이 함유되어 있다. 방향욕과 병용함으로써 항우울제 투여량이 감소했다는 보고가 있다.

억울할 때에는 감귤계 외에 제라늄(geranium), 클라리세이지(clary sage), 로즈(rose) 등의 정유 향기가 이용된다.

냄새 정보를 수용하는 뇌의 각 부분을 살펴보자. 먼저 시상하부는 자율신경과 서캐디언리듬(circadian rhythms) 수면 등에 관여한다. 기억 형성 등에 중요한 해마, 불안감과 공포, 공격성 등에 관여하는 편도체, 보상·쾌감·기호 등 뇌내 보상계를 포함하는 측좌핵, 뭔가를 하고자 하는 의욕 등과 관여하는 대상회(帶狀回) 등의 영역이 있다.

향기에 의한 자극과 경피·경비흡수에 의한 정유 성분의 약리 작용은 스테로이드계 약물치료의 부작용을 줄이고 손쉽게 응용할 수 있는 천연 치료이다.

특히 감귤계의 '향기'에는 항스트레스 효능이 있다는 것이 밝혀졌다. 스트레스 호르몬인 (스트레스에 대처하기 위해 분비되는 호르몬) 코르티솔(cortisol)의 감소, 면역력을 높이는 내추럴킬러세포(natural killer cell)의 활성화도 확인되었다. 정유 '향기'의 작용은 항우울 작용뿐만이 아니라, 스트레스의 저항력도 향상시켜 우울 상태를 완화시킨다.

그렇지만 정유 약리작용은 항(抗)정신성 약과 비교하면 약성(藥性)이 강하지 않아 단독으로 사용하기에는 부족하기에 병용(竝用)이 효과적이다.

정신질환 가운데, 우울증 사례가 많다. 우울증의 경우 아래와 같은 방법을 선택해보자.

1 클라리세이지를 확산기에 3방울 사용
2 클라리세이지 2방울, 베르가못 2방울, 일랑일랑 2방울
3 마사지−라벤더 20방울, 베르가못 5방울+호호바 50ml
4 여성호르몬의 이상으로 오는 우울증−일랑일랑만으로도 우울증이 해소

—

불면 증상과 아로마테라피

보통 불면증의 주된 증상으로는 4가지를 들 수 있다.

1 입면장애(入眠障碍): 잠드는데 30분−2시간 이상 걸린다.

2 중도각성(中途覺醒): 도중에 2회 이상 잠이 깬다.

3 조기각성(早期覺醒): 본래 기상 시간보다 2시간 일찍 눈이
   떠진다.

4 숙면감(熟眠感)의 결여이다. 또한 불면증은 정신적, 심리적
   불면, 신체적 불면 등 세 가지로 크게 나눌 수 있다

정신적·심리적 불면은 일반적인 불면으로 원발성(原發性) 불면
이다. 20~30대에 시작하여, 중년 이후부터 크게 증가하고, 40
대부터 50대 여성에게 많은 증상이다. 신체적 불면이란 호흡기계
나 순환기계 혹은 근육이나 뼈질환의 한 증상으로 불면이 나타
나는 것이다.

여러 가지 원인 질환에 대해 아로마테라피를 행하는 것이 불면
치료에 도움을 줄 수 있다.

예를 들어 근육과 뼈 통증이나 저림 증상 등으로 수면이 방해
받는 경우, 취침 전에 환부에 아로마 트리트먼트를 실시해서 불
쾌한 증상을 누그러뜨리면, 쉽게 잠들 수 있다.

불면에 작용하는 정유 성분은 리날로올(linalool)과 초산리나롤(醋酸linalyl) 등이 많이 알려져 있다. 로즈우드(rosewood) 정유는 리날로올을 80~99% 함유한다. 두 가지 성분을 모두 함유하고 있는 정유는 코리앤더(+고수(채소):coriander), 일랑일랑(ylang-ylang), 라벤더, 라벤더 수퍼(lavender super), 페티그레인(petitgrain), 클라리세이지(clary sage) 등이다.

불면증에 작용하는 정유 성분

증상	자연 향기치료 처방
간질	바질 / 라벤더 / 로즈메리
불안	제라늄 / 재스민 / 라벤더 / 마저럼 / 네롤리 / 로즈 / 샌들우드 / 일랑일랑
쇼크	캠퍼 / 네놀리 /페퍼민트
신경긴장	베르가못 / 캐모마일 / 캠퍼 / 사이프러스
신경쇠약	클라리세이지 / 라벤더 / 마저럼
안면경련	마저럼
정신피로	(집중이 안 되거나 기억력이 약할 때): 바질 / 페퍼민트 / 로즈메리
히스테리	바질 / 캐모마일 / 캠퍼 / 클라리세이지 / 라벤더 / 마저럼 / 네롤리 / 페퍼민트 /로즈메리
하루의 긴장 해소	라벤더 / 제라늄 / 레몬그라스 / 네롤리=각 2방울

향기치료——— 좋은 향을 맡으면 좋은 기억이 떠오른다

일상생활에 유효한 효능

알레르기 비염

꽃가루나 집 안의 먼지 등에 의한 알레르기성 비염은 재채기, 콧물, 코막힘 등이다. 이는 알레르기의 원인인 항원(알레르겐)이 코점막에 붙어 발생한다. 감각신경(感覺神經)을 자극하여 재채기를 유발하는 동시에 분비 중추와 부교감신경에 전달되어 콧물을 동반한다.

화분증을 포함한 알레르기성 비염에 정유 향이 증상 개선에 도움되는 것으로 알려지고 있다. 유칼립투스와 티트리 정유의 향기를 실내에 훈증시키거나, 손수건 등에 정유를 떨어뜨려 맡거나 하는 식으로 처지한다. 이 두 가지의 정유는 항염증과 진정작용이 있다. 코의 점막의 확장과 염증을 누그러뜨리고, 재채기와 콧물을 억제한다.

화분증, 알레르기성 비염에 대한 약물치료는 졸음이나 집중력 저하 등과 같은 부작용이 있기도 한다. 스테로이드제(steroid劑)의 장기적 처방은 간(肝)이나 장기(臟器)에 부담을 줄 수 있다. 초기에 예방적인 치료가 중요하다. 각 치료 단계에서 약물과 함께, 아로마테라피를 적절히 조합하면, 부작용이나 장기의 부담을 줄일 수 있다.

자율신경 교란 증세

자율신경은 환경과 감정의 변화에 맞추어 혈액순환, 호흡, 체온조절, 호르몬 분비 등을 컨트롤하고, 본능적인 감정과 밀접한 관계가 있다. 교감신경은 격한 활동 때나 스트레스를 느꼈을 때에 활성화되고, 휴식 때는 부교감신경이 우위에 작동한다. 교감신경과 부교감신경은 시소와 같은 관계로, 어떤 한쪽이 지나치게 우위에 서지 않도록 밸런스를 맞추는 것이 중요하다.

자율신경 교란 증세(자율신경실조증)는 밸런스가 무너져, 나타나는 증상이다. 스트레스 과다인 경우, 교감신경이 항상 우위 상태가 되어 부교감신경이 제대로 작동하지 않는다. 주된 증상은 피로감, 냉증이나 짜증, 불안감, 불면 등이다.

향기나 냄새 정보는 대뇌변연계로부터 자율신경의 통합 중추인 시상하부에 작용하므로, 이런 증상에는 아로마테라피가 유효하다. 대부분 진정, 항스트레스, 릴랙스 작용에 유리한 정유를 이용하지만, 환자가 좋아하는 향을 선택하는 것이 현명할 것이다. 많은 사람들이 좋아하고, 자율신경 조정작용이 있는 대표적인 정유는 스위트 오렌지와 레몬, 라벤더 등이다. 또한 아침의 권태감에는 로즈메리(rosemary) 캠퍼 등이 효과적이다.

제 **10** 장

피부 질환에
특효한 효능

~정유를 배합하는 종합적인 치료 가능

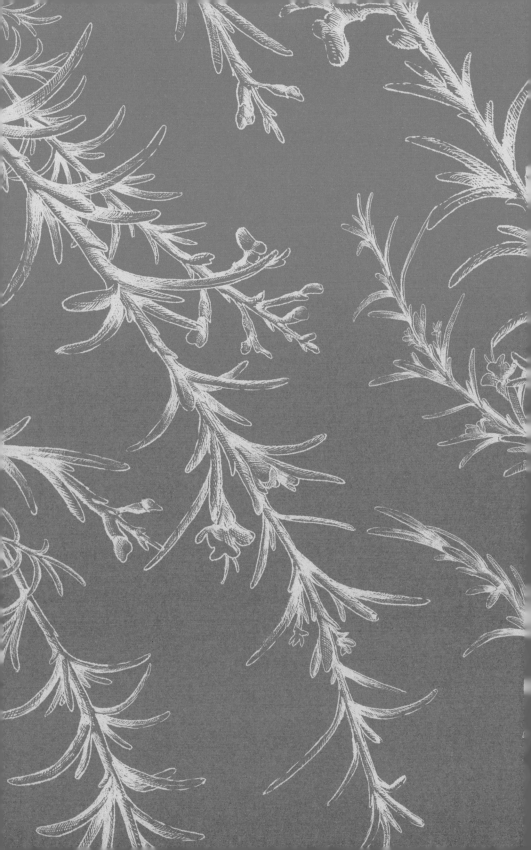

피부 질환 개선

정유의 방향 성분은 휘발성인 동시에 지용성이다. 정유의 화학 구조는 탄소수가 10에서 15인 탄소화합물이 대부분으로, 분자량은 100-300으로 비교적 작다. 그렇기 때문에 피부에 정유를 도포하면 피부의 표피부터 용이하게 표피의 세포 혹은 세포간극을 통과해서 표피의 아래에 도달한다. 표피의 아래는 진피라고 하는 결합 조직이다.

이곳에 진피유두(眞皮乳頭, 진피에서 표피 쪽으로 유두 모양의 돌기를 말함)라고 하는 곳에 모세혈관(毛細血管)이 다수 있으며, 거기에 방향 성분이 녹아든다. 모세혈관은 몸안의 혈관과 그물 모양으로 연결되어 있기 때문에 몸의 여러 장소에 방향 성분이 도달한다.

- 일반적으로 분자량이 작은 성분만큼 빨리 피부에 침투하고 분자량이 커지면 느려지게 된다.

- 분자량이 큰 것을 "나노 입자화"로 해서 피부 흡수가 쉽도록 하여, 효능이 피부 속까지 도달한다는 것을 나타내는 것이다.
- 수용성 성분은 피부 표면의 각질을 통과할 뿐이며, 피부 깊은 곳에는 들어가지 못한다.
- 정유 성분은 나노화라고 부를 수 있을 정도로 작은 분자량은 아니지만, 지용성이기 때문에 진피유두의 모세혈관으로 유입될 수 있는 것이다.
- 코를 통해 들어간 냄새 분자가 신경임펄스로 변환되는 경로는 후선(嗅腺)에서 분비된 점액(콧물)에 휘발성의 냄새 분자가 흡착되기 때문이다. 피부 유입의 경우, 정유의 지용성 방향 성분이 혈액 중으로 들어가며, 그 성분은 분자량의 크기에 의해 다른 속도로 흡수된다. 즉 유효 성분을 시간차에 따라 체내에 작용시킬 수 있다.
- 이 메커니즘을 이용한 것으로 아로마 트리트먼트가 있다. 정유를 캐리어 오일(식물성 유지의 용매)로 1~5% 농도로 희석하여 도포해서 마사지한다.
- 아로마 마사지라고 부르는 것이 의료행위로써 메디컬 아로마테라피라고 한다. 쉽고 빠른 피부 질환 개선 시술이 바로 메디컬 아로마테라피라고 할 수 있다.

아토피성 피부염

아토피성 피부염은 피부의 생리적 기능 이상을 동반하는 만성 습진이다. 어린이의 아토피성 피부염에는 아로마테라피가 유효한 치료법이다. 주로 라벤더와 티트리를 사용한다. 정신적 스트레스를 갖고 있는 어린이가 많기 때문에 라벤더 향기로 자율신경계를 조절하고, 티트리 향기로 면역력을 높인다. 게다가 증상에 따라 저먼 캐모마일(german chamomile)로 가려움증, 유럽소나무(파인)로 염증을 억제하는 등 여러 가지 정유를 배합하는 종합적인 치료를 할 수 있다. 사용할 때 달맞이 오일에 약 2%의 농도로 희석한 연고를 만들어 피부에 바른다.

또한 어린이의 아토피성 피부염은 부모에게도 큰 스트레스이다. 아로마 트리트먼트를 매개로 한 부모와 자녀 간의 스킨십은 서로의 애정과 신뢰를 높여줄 수 있는 중요한 기회이다. 다만 정유에 의한 피부 트러블이 촉발할 수 있어, 시술 이전에 반드시 정상적인 피부에 패치테스트(patch test)를 실행해야 한다.

천식은 기관지 근육이 수축되어 좁아지거나, 기도에 가래 등의 분비물이 늘어나 호흡곤란을 초래하는 질병이다. 최근 천식의 본체는 '만성적 기도의 염증'이라고 알려져 있다. 어린이 천식은 90~95%가 아토피형으로 알려져 있다.

원인으로는 먼지, 진드기, 곰팡이, 꽃가루, 애완동물의 털, 담배 연기 등이며, 특히 기후 변화로 인한 미세먼지 증가와 감기 등의 바이러스 감염도 원인이다.

요즘은 아로마 마찰을 이용하여 소아천식 치료를 하고 있다. 아로마 마찰이란, 냉수에 정유를 2~3방울 떨어뜨린 후, 타월에 적셔 아이의 배골(背骨)과 늑골을 가볍게 문지르고, 아이가 스스로 가볍게 손, 발, 가슴을 문지르는 시술이다.

정유의 약리작용과 터칭, 피부 마찰에 의한 자율신경의 조절, 냄새의 심리작용 등 복합적인 효과가 있다. 사용하는 정유는 오렌지 스위트와 라벤더 등 아이가 좋아하는 향기를 선택한다. 실시하기 전에 반드시 패치테스트를 행해야 한다.

아이를 대상으로 한 아로마테라피에서는 과신은 금물이다. 반드시 의사나 전문의와 상담하여 시술하는 것이 좋다.

안티에이징 효과

아로마테라피에는 피부 노화를 늦추는 안티에이징(anti-aging) 효과가 있다. 노화는 나이가 듦에 따라 발생하는 각 기관의 기능 저하이다.

노화의 원인에는 여러 가지 설이 있지만, 최근 노화를 가속화시키는 원인의 하나로 주목받는 것이 '산화'이다. 산화를 막는 항산화 물질로 비타민 C, E, 베타카로틴, 비타민 A 등이 있으며, 이런 영양소를 균형 있게 충분히 섭취하는 것이 노화 방지로 이어진다.

그중에서도 나이를 잘 나타내는 곳이 피부이다. 피부 노화 원인의 70%가 자외선에 의한 광노화이다. 한 연구에서 ESR(전자스핀공명)법으로 향기치료의 항산화작용에 대한 검증을 행했다. 정유는 스킨케어 화장품 향료로 사용되고 있다. 조사 대상 정유로는 밀감 등 정유 6종류를 포함한 28종류의 정유이다.

녹색광을 쫴어, 일중항산소의 발생을 측정했다. 일중항산소는 자외선을 받음에 따라 피하조직 등에 발생하는 활성산소의 한 종류이다. 피부 노화 원인의 70%라는 광노화의 주범으로 주목되고 있는 물질이다. 실험 결과, 일중항산소를 소거하는 기능이 강한 정유는 팔마로사 오일(palmarosa oil), 쥬니퍼베리(juniper berry), 라벤더(lavender)이다.

그렇다면 정유를 조합하면 어떻게 될까? 가장 용도가 넓은 것이 라벤더 정유이다. 또한 레몬 정유도 애용하는 사람이 많은데, 레몬은 집중력·기억력 향상이나, 감염증 및 외상 치료에 사용되고 있다.

따라서 라벤더 정유와 레몬 정유를 동시에 사용한 경우를 검증했다. 두 가지 정유를 블렌딩한 결과, 일중항산소 소거 능력이 크게 상승함을 볼 수 있었다. 생리적으로 정반대의 정유인 라벤더와 레몬 정유를 조합했더니, 완전히 새로운 기능을 발견할 수 있었음을 시사하는 것이다.

일중항산소란?

바닥 상태의 삼중항산소가 에너지를 얻어서 들뜬 상태의 일중항 상태로 된 산소(공기) 중에 존재하는 바닥 상태의 안정화된 산소 분자 상태이다. 이것이 변형되면 생체에 매우 해로운 "활성산소"가 된다. 일중화산소는 자외선을 받음에 따라 피하조직 등에 발생하는 활성산소의 한 종류로, 피부 노화 원인의 70%라는 광노화의 주범으로 주목되고 있는 물질이다.

실험 결과, 일중항산소를 소거하는 기능이 강한 정유는 팔마로사 오일, 쥬니퍼베리, 라벤더 등이 있다. 그렇다면 정유를 조합하면 어떻게 될까? 이른바 정유 중에서 가장 용도가 넓은 것이 라벤더 정유이다. 또한 레몬 정유도 애용하는 사람이 많은데, 집중력·기억력 향상이나, 감염증 및 외상에도 사용되고 있다. 따라서 우리는 라벤더 정유와 레몬 정유를 동시에 사용한 경우, 항산화작용에 어떤 영향이 있는지를 검증했다.

그 결과, 두 가지를 블랜드한 오일에서는 일중항산소 소거 능력이 상승함을 볼 수 있었다. 생리적으로 정반대의 정유인 라벤더와 레몬 정유를 조합했더니, 완전히 새로운 기능을 발견할 수 있었음을 시사하고 있다.

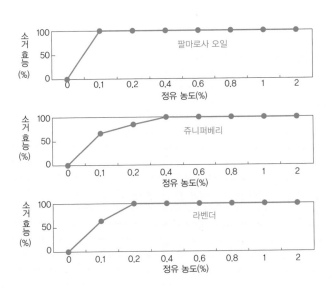

그림-13 · 일중항산소 소거 효능이 강한 정유

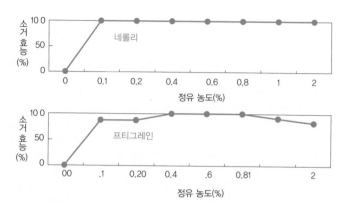

그림-14 · 밀감과 수증기 증류법 유출 정유의 일중항산소 소거 효능

얼굴 피부의 정유 처방과 종류

호호바 오일 or 베이스 크림 100ml+정유	
피부	자연 향기요법 처방
기미 치료	레몬 40 / 그레이프프루트 10 / 라벤더 10
리프팅	펜넬 30 / 라벤더 10 / 로즈 10
건성 피부	샌들우드 30 / 제라늄 20 / 로즈 10
정상 피부	라벤더 30 / 제라늄 20 / 재스민 8
지성 피부	레몬 30 / 사이프러스 20 / 쥬니퍼 10
노화된 피부	라벤더 30 / 프랑킨센스 10 / 로즈 8
실핏선	캐모마일 12 / 레몬 12 / 로즈 8
민감성 피부	캐모마일 40
여드름	베르가못 30 / 쥬니퍼 20 / 라벤더 12

향기치료——좋은 향을 맡으면 좋은 기억이 떠오른다

피부과 자연 향기요법 처방 **1**

증상	자연 향기요법 처방
가려움(소양증)	캐모마일 / 재스민 / 페퍼민트 / 시더우드
건선	베르가못 / 라벤더
농양	베르가못 / 라벤더
대상포진	유칼립투스 / 제라늄 / 페퍼민트 ①수포 위에 정유를 바를 때 *넓이 부위: 베르가못 / 티트리 *좁은 부위: 알코올 60ml+유칼립투스 ②크림: 유칼립투스 5 / 베르가못 2 / 티트리 2(20ml)
두드러기	캐모마일(로먼, 저먼)
물집(포진)	①라벤더 / 티트리 / 레몬 / 샌들우드=희석하여 세척 ②티트리를 희석하지 말고 바를 것 ③장미 8 / 라벤더 17+베이스 오일 50ml=임파절 마사지

피부과 자연 향기요법 처방 **2**

증상	자연 향기요법 처방
아토피 피부염	클라리세이지 18 / 펜넬 12 / 티트리 12 / 시머 6+베이스 오일 100ml
알레르기 피부	캐모마일
여드름	사이프러스 24 / 레몬 26 / 베르가못 28 / 쥬니퍼 12 / 호호바 오일 100ml
종기(국부적)	캐모마일 / 클라리세이지 / 라벤더
좌창	베르가못 / 캠퍼 / 시더우드 / 쥬니퍼 / 라벤더 / 샌들우드
피부 강장제	베르가못 / 사이프러스 / 캠퍼 / 제라늄 / 쥬니퍼 / 페퍼민트 / 장미 / 로즈메리
*탈모	라벤더 / 로즈메리 *쥬니퍼 7 / 라벤더 9 / 로즈메리 9 (베이스 오일 50ml)

제 **11** 장

난치성 질환에
효과적인
아로마테라피

~과학적 근거를 입증하는 논문이 속속 발표

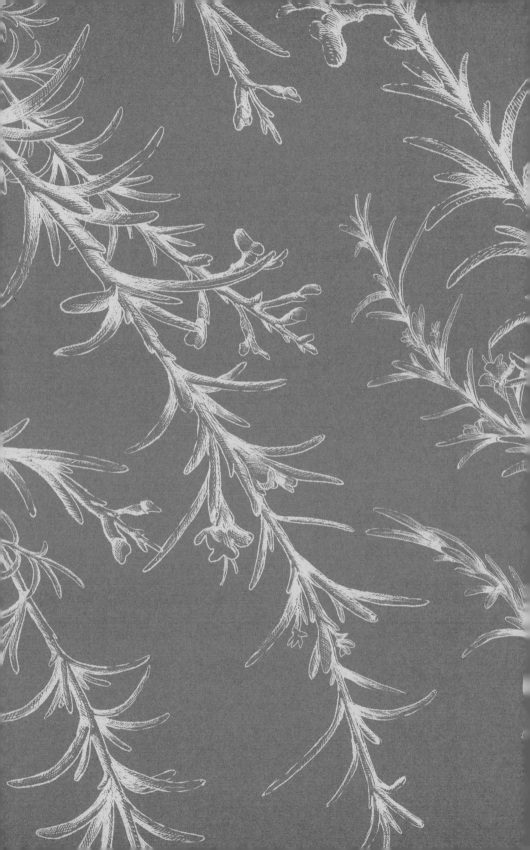

말기 암환자에게 통증은 고통스럽다. 아로마테라피, 즉 향기치료가 여러 접근 방법을 통해 암 동통을 완화하려는 하나의 시도로 각광을 받고 있다. 경험자에 따르면, 환자가 향기에 둘러싸여 아로마 트리트먼트를 통해 따스한 온기를 느끼면, 기분이 좋아지며 그로 인해 무엇보다 통증을 누그러뜨릴 수 있게 되는 것이다. 또한 암환자의 경우, 정신적으로 힘들어져 불안한 우울 상태가 되는 케이스도 많이 보인다.

앞에서도 설명했지만, 특히 아로마테라피가 임상에서 적극 도입되는 분야가 부인 관련 질환이다. 월경전증후군이나 갱년기 장애 등 여성 특유의 질환 중 많은 부분은 호르몬 밸런스가 무너져서 생긴다.

호르몬 분비의 사령탑은 시상하부와 뇌하수체이다. 향 분자가 후각을 자극하면 여성호르몬이 분비되어 증상을 완화시킨다는 보고가 여럿 있다. 최근 의학연구 동향에 따르면, 아로마테라피의 과학적 근거를 입증하는 논문이 속속 발표되고 있다.

아로마테라피가 한의학 분야에서 주목되고 있는 이유는 실제의 한의학으로는 낫기 힘든 혹은 예방이 어려운 질환이나 증상에 효과·효능을 보이고 있기 때문이다. 최근의 연구에 의하면 아로마테라피의 과학적 근거를 보여 주는 학술적으로도 내용이 충실한 논문이 속속 발표되고 있다.

—

건강의 뼈대-호메오스타시스

우리가 건강하게 지낼 수 있는 것은 뇌가 체온과 혈액의 pH 등 여러 가지 체내 환경의 항상성(恒常性)을 지켜주고 있기 때문이다. 이를 항상성 유지(호메오스타시스)라고 한다. 자율신경계나 내분비계는 시상하부에서 투사되는 신경에 의해 직접 혹은 간접적으로 조정되고 있다.

체내 환경을 조정하고 있는 것이 자율신경계이다. 교감신경과 부교감신경은 서로 길항(拮抗)작용이 있어, 생체의 밸런스가 무너지게 되면 가슴 두근거림이나 어지러움, 두통, 설사, 전신권태감 등 여러 가지 증상(자율신경 실조증)이 나타난다.

호르몬도 또한 체내 환경을 조정하고 있으며, 그 지령을 내리는 것도 시상하부이다. 시상하부에서 신경펩티드(신경전달물질혹은 신경조절물질)이라고 불리는 신경펩티드 인자가 방출된다. 이것이 혈액을 타고 하수체 전엽의 세포로 그 신호가 전달되어 성장호르몬, 갑상선 자극 호르몬, 부신피질 호르몬, 난포자극 호르몬, 황체형성 호르몬 등의 분비를 자극한다. 여러 가지 호르몬이 혈중에 분비되고 말초의 내분비를 자극한다.

신호가 제대로 전달되어 각 기관에서 호르몬이 분비되면 몸의 항상성이 유지되는 것이다. 몸의 건강 실조는 이렇게 뇌에서 보내는 신호 전달의 문란에 의해 각 장기가 제대로 움직이지 못하는 것이 한 원인이다.

연령이 높아짐에 따라 시상하부의 작용도 그 지령을 받아들이는 각 장기(臟器)의 기능도 쇠퇴해 간다. 하지만 향기치료에 의해 어느 정도 몸에 부담을 주지 않으면서 항상성 유지의 조정이 가능하다.

다시 말해 신체가 망가지는 것은 뇌에서 보내는 신호 전달의 문란으로 각 장기가 제대로 움직이지 못하기 때문이다. 그렇기 때문에 의학의 임상에서도 향기치료가 대체보완의료로써 이용되고 있다는 것이다.

—

음양(陰陽) 향기치료

불면증
- 음(陰)약: 사이프러스, 로즈

- 양(陽)약: 히솝, 라벤더, 니아울리, 샌들우드
- 미정: 마저럼, 클라리세이지

우울증

- 음(陰)약: 캐모마일, 사이프러스, 제라늄, 일랑일랑
- 양(陽)약: 바질, 베르가못, 재스민, 라벤더, 파촐리, 로즈메리, 샌들우드
- 미정: 레몬그라스, 오렌지, 클라리세이지

불안(怔忡)

- 음(陰)약: 사이프러스, 제라늄, 로즈, 일랑일랑
- 양(陽)약: 바질, 베르가못, 재스민, 쥬니퍼, 샌들우드
- 미정: 마저럼, 니아울리, 오렌지, 클라리세이지, 시머(타임)

정신피로(스트레스)

- 양(陽)약: 바질, 쥬니퍼, 로즈메리
- 미정: 파인, 클라리세이지

강심제

- 음(陰)약: 캄퍼, 장미
- 양(陽)약: 벤조인, 히솝, 라벤더, 마저럼, 멜리사

향기치료 ── 좋은 향을 맡으면 좋은 기억이 떠오른다

진정제

- 음(陰)약: 캐모마일, 캄퍼, 사이프러스, 제라늄, 장미, 일랑일 랑
- 양(陽)약: 벤조인, 베르가못, 클라리세이지, 히솝, 미르라(몰약), 프랑킨센스, 재스민, 쥬니퍼, 라벤더, 마저럼, 멜리사, 니아울리, 파촐리, 샌들우드

신경쇠약

- 양(陽)약: 라벤더, 클라리세이지, 마저럼

고혈압

- 음(陰)약: 일랑일랑
- 양(陽)약: 히솝, 라벤더

저혈압

- 양(陽)약: 히솝, 페퍼민트, 로즈메리
- 미정; 시나몬

두통

- 음(陰)약: 유칼립투스
- 양(陽)약: 바질, 쥬니퍼, 라벤더, 미르라(몰약), 페퍼민트, 로즈

메리

- 미정: 레몬, 레몬그라스, 오렌지

여드름

- 음(陰)약: 유칼립투스
- 양(陽)약: 베르가못, 쥬니퍼, 라벤더, 파촐리, 샌들우드
- 미정: 레몬, 레몬그라스

습진

- 음(陰)약: 캐모마일, 사이프러스, 제라늄
- 양(陽)약: 히솝, 재스민, 쥬니퍼, 미르라(몰약), 파촐리, 샌들우드

비만증

- 음(陰)약: 장미
- 양(陽)약: 제라늄, 파촐리
- 미정: 사이프러스, 미르라(몰약), 시나몬

변비

- 음(陰)약: 로즈
- 양(陽)약: 펜넬, 로즈메리

향기치료── 좋은 향을 맡으면 좋은 기억이 떠오른다

- 미정: 마저럼, 오렌지

설사

- 음(陰)약: 유칼립투스
- 양(陽)약: 사이프러스, 제라늄, 쥬니퍼, 라벤더, 미르라(몰약), 페퍼민트
- 미정: 레몬

근육 긴장

- 음(陰)약: 사이프러스, 유칼립투스
- 양(陽)약: 라벤더, 로즈메리
- 미정; 마저럼, 파인, 시나몬

관절염

- 음(陰)약: 유칼립투스, 로즈
- 양(陽)약: 라벤더, 벤조인
- 미정: 마저럼

방광염

- 음(陰)약: 사이프러스
- 양(陽)약: 벤조인, 베르가못, 쥬니퍼, 샌들우드

- 미정: 파인

월경 이상

- 음(陰)약: 로즈
- 양(陽)약: 히솝, 쥬니퍼, 라벤더, 로즈메리
- 미정: 클라리세이지, 시머

폐경기

- 음(陰)약: 사이프러스, 제라늄, 로즈
- 양(陽)약: 펜넬, 라벤더, 니아울리
- 미정; 레몬, 오렌지, 클라리세이지

편도선염

- 음(陰)약: 유칼립투스, 제라늄
- 양(陽)약: 베르가못, 프랑킨센스, 라벤더, 니아울리, 샌들우드
- 미정: 레몬그라스, 마저럼, 클라리세이지, 티트리

감모(감기)

- 음(陰)약:; 사이프러스, 유칼립투스
- 양(陽)약: 바질, 히솝
- 미정: 시나몬, 파인, 티트리

성기능 장애, 성호르몬 촉진

- 음(陰)약: 제라늄, 일랑일랑

- 양(陽)약: 샌들우드

- 미정: 시나몬

향기치료의 임상 사례 모음
(숫자는 정유 방울 수)

1 관절 동통

①류머티스성 관절: (국부적)-캐모마일, 캄퍼, 유카립투스, 라벤더, 로즈메리

(일반적)-벤조인, 사이프러스, 유칼립투스, 히솝, 쥬니퍼, 라벤더, 로즈메리, 블랙페퍼 혹은 진저 각 3~4방울+오일 25ml 혼합된 오일로 8방울 넣어서 목욕

②염좌(삠): 캄퍼, 유칼립투스, 라벤더, 로즈메리 몇 방울의 캐모마일을 삽입한 얼음찜질을 하고 붓기가 빠지면, 각3~4방울의 파인, 라벤더, 로즈메리+25ml 오일

③통풍: 바질, 벤조인, 캄퍼, 펀넬, 쥬니퍼, 로즈메리

④퇴행성 통증: 진저+올리브 오일

⑤좌상: ㉮라벤더 or 티트리 각 8~10+알코올 50ml

㉯부기: 캐모마일 1~3방울 / ice pack

⑥근육통: 라벤더, 마저럼, 로즈메리 각 7~10 방울+오일 50ml
자몽, 블랙페퍼 각 10방울 오일 50ml

2 피부과 및 기타

①가려움(소양): 캐모마일, 시더우드, 재스민, 페퍼민트

②건선: 베르가못, 라벤더

　※티트리 15방울+미르라 5방울-오일

　※욕조에 한 컵 정도의 사해소금과 몇 방울의 정유를 넣어 목

　욕

③농양: 베르가못, 라벤더

④대상포진: 유칼립투스, 제라늄, 페퍼민트

　㉮수포 위에 정유를 바를 때

　　*넓은 부위=베르가못, 티트리

　　*좁은 부위=알콜 60ml에 유칼립투스 20방울을 떨어뜨려 사

　　용한다.

　㉯크림 만들 때; 유칼립투스 5방울, 베르가못 2방울, 티트리 2

　　방울(베이스 오일 20ml)

⑤두드러기: 캐모마일

⑥물집(포진)

　㉮라벤더, 티트리, 레몬, 샌들우드 ⇒ 희석하여 세척한다.

　㉯티트리를 희석하지 말고 직접 바를 것

⑦상처: 벤조인, 베르가못, 캐모마일, 캄퍼, 유칼립투스, 프랑킨

　센스, 제라늄, 히솝, 쥬니퍼, 라벤더, 미르라(몰약), 파츌리, 로

　즈메리

⑧습진: 베르가못, 캐모마일, 제라늄, 히솝, 쥬니퍼, 라벤더

　㉮알르레기-라벤더 혹 티트리

　㉯수포성 습진-미르라(몰약)

　㉰두피 습진-로즈

　㉱염증성 습진-캐모마일

　㉲감염성 습진-티트리, 라벤더

⑨아토피성 피부염: 클라리세이지 16, 펜넬 12, 티트리 18, 시머 6(베이스 오일 100ml 기준)

　※심한 부분=라벤더+티트리

　※가려움증=저먼 캐모마일

　※염증=파인

⑩알레르기 피부: 캐모마일

⑪여드름: 사이프러스 24, 레몬 26, 베르가못 28, 쥬니퍼 12 (호호바 호일 100ml+청대(한약재) 미용 죽염)

⑫종기: (국부적)-캐모마일, 클라리세이지, 라벤더

⑬종양(양성): 베르가못, 캐모마일, 시더우드

⑭좌창: 베르가못, 캄퍼, 시더우드, 쥬니퍼, 라벤더, 샌들우드

⑮탈모: 라벤더, 로즈메리(+검은깨, 검은콩, 하수오)

　※쥬니퍼 7, 라벤더 9, 로즈메리 9(베이스 오일 50ml)

⑯피부 강장제: 베르가못, 캄퍼, 사이프러스, 제라늄, 쥬니퍼, 페퍼민트. 장미, 로즈메리

⑰발냄새: 사이프러스 3, 페퍼민트 3

⑱무좀: ㉮티트리 1% / ㉯티트리+알코올

 ※족욕−티트리 5~10방울+사과식초 첨가

 ※갈라지는 무좀−티트리, 라벤더, 미르라(몰약) 각 3~4방울

⑲사마귀: ㉮티트리 오일을 하루 3회 한 달 이상

　　　　　㉯티트리, 레몬, 유칼립투스 오일을 균등한 양

 ※수일 후 사마귀 뿌리는 가는 뜸으로 구(灸)한다.

 ※치료 기간 6주

⑳손톱 감염: ㉮감염된 손톱−하루 3번 티트리

　　　　　　㉯라벤더, 로즈메리 5~6방울+20ml 오일

㉑원형탈모증: ㉮로즈메리 10~12

　　　　　　㉯라벤더 10~12+호호바 오일 25ml

　　　　　　㉰자하거 약침

㉒비듬: 레몬그라스 25, 호호바 or 코코넛 오일 25ml(표피에 전
 체적으로 마사지)

 ※티트리 샴푸+티트리 오일 첨가

㉓치질: 사이프러스, 쥬니퍼, 제라늄 각 5~6 오일 2ml

㉔간질: 라벤더 3, 로즈우드 2, 바질 1

㉕명상 촉진: 프랑킨센스 18, 라벤더 10, 샌들우드 10

 ※클라리세이지 5, 일랑일랑 5 ⇒ 가습기

㉖가슴 두근: 라벤더 2, 일랑일랑 1, 클라리세이지 2

㉗치매; 베르가못 1, 진저 1, 시더우드 1

㉘불면증: ㉮라벤더 3, 로즈우드 2, 일랑일랑 1

　　　　　　 ㉯라벤더 7, 마저럼 2, 클라리세이지 1

㉙대인기피증: 라벤더 5, 마저럼 3, 프랑킨센스 2

㉚성기능 장애: 로즈메리 1, 로즈 1, 시머 1

㉛최음 효과: 샌들우드 6, 일랑일랑 6, 로즈 2, 클라리세이지 3

㉜위경련: 캐모마일(로먼)

㉝식욕부진증: 베르가못 1, 진저 1, 캐모마일(로먼) 1

㉞순환 촉진: 사이프러스 3, 레몬 3, 진저 1, 제라늄 1

㉟전립선염: 라벤더 5, 사이프러스 10, 유칼립투스 10, 시머 5+
　　베이스 오일 30ml

㊱원기 부족: 로즈우드 3, 오렌지 2, 제라늄 2

㊲안면경련: 마저럼 3, 클라리세이지 2, 라벤더 2, 캐모마일(로
　　먼) 1

㊳겨드랑이 냄새: 라벤더 20, 만다린 7, 클라리세이지 2, 파촐리 1

㊴생리통: 클라리세이지 2, 마저럼 2, 캐모마일(로먼) 4

㊵입덧: 라벤더 3, 페퍼민트 1

㊶젖꼭지 헐었을 때: 오렌지 2, 제라늄 1+베이스 오일 15ml

향기훈증요법의 처방 사례

옛날 할머니 혹은 어머니 시대 요강 안에 한약을 넣고 피부에 맞는 끓는 물을 부어 그 김으로 건강을 유지했다고 한다. 오늘의 치료는 한의학 원리를 이용한 것으로 향기(아로마)의 처방을 넣고 물을 부어 그 훈증요법 즉 오늘날 향기 "훈증치료"이라고 한다.

요즘 많은 여성들 사이에 인기가 되고 있는 향기요법은 클레오파트라, 양귀비, 인도의 카마수트라, 동의보감에서도 항아리에 끓는 물과 향기 오일을 넣고, 김을 쏘이는 방법으로 미를 가꿨다고, 전해지고 있다.

이와 같은 향기훈증요법은 여성들의 산후 혹은 여성질환, 생리통, 월경불순, 냉대하, 불임, 가려움증, 비만, 악취, 각종 피부 질환, 아이를 낳아본 여성이라면 출산에 따른 성불만의 자궁 강장, 폐경기, 갱년기, 질염, 질(膣)세척, 요실금, 변비 등 한의학 보조 요법으로 많이 사용하고 있다.

동의보감에 보면 병재상측 치재하(病在上側 治在下), 즉 여성의 병이 생기면 아래쪽(자궁)을 치료하라는 말이 있다. 여성질환은 속이 냉(冷)하고 자궁의 산성 체질로 바뀜으로써 오는 질병이 많다. 특히 자궁의 산성 체질과 아랫배에 찬 기운이 몰려서 기(氣)가 순환이 되지 않아 향기훈증요법으로 속을 따뜻하게 하고,

알칼리성 체질로 바꿔줘야 질병을 해결할 수 있다.

〈처방 사례〉

①냉(冷)대하: 라벤더 4, 티트리 4, 베르가못 2

②생리통: 클라리세이지 2, 마저럼 2, 캐모마일 2

③생리불순: 클라리세이지 3, 마저럼 2, 로즈메리 1

④음부 가려움증: 베르가못 2, 캐모마일(저먼) 2, 페퍼민트 1

⑤질염: 캐모마일(저먼) 5

⑥방광염: 샌들우드 3, 베르가못 3, 캐모마일(저먼) 3

⑦질(膣)건조증: 라벤더 3, 일랑일랑 2, 블랙페퍼 1

⑧자궁출혈, 질출혈, 성교출혈: 라벤더 4, 제라늄 3, 사이프러스 2

⑨성교통: 라벤더 3, 일랑일랑 2, 블랙페퍼 1

⑩갱년기증후군: 클라리세이지 4, 파인 2, 캐모마일(로먼) 2

⑪전립선염: 라벤더 3, 파인 2, 캐모마일(저먼) 2

⑫조루증: 재스민 1, 클라리세이지 1, 일랑일랑 2

⑬발기부전: 재스민 1, 일랑일랑 1, 블랙페퍼 2

⑭치질: 사이프러스 3, 프랑킨센스 2, 주니퍼 2

⑮복부 비만: 페넬 5, 주니퍼 3, 블랙페퍼 2

⑯변비: 클라리세이지 3, 시머 3

⑰자궁 강장, 세척: 라벤더 4, 베르가못 4, 로즈우드 2

⑱요실금: 주니퍼 2, 사이프러스 3

참고문헌

-한의자연요법학회,《향기요법》

-Jade Shutes,《바디워커를 위한 아로마테라피 / 원제: Aromatherapy for bodyworkers》, 권혜영·김수미·김영주 공역(영문출판사, 2012)

-시오다 세이지,《향기치료: 아로마테라피와 첨단의료》, 전소현·이주관 옮김(청홍출판, 2015)

-와다 후미오,《누구나 쉽게 배우는 아로마테라피 교과서》, 임정희 옮김(이아소, 2013)

-서혜윤,《마음 챙김, 아로마 테라피》(미다스북스(리틀미다스), 2022)

-고바야시 케이,《기적의 아로마 수업》, 홍지유 감수(대경북스, 2019)

-제니 하딩,《아로마테라피 / 원제: Secrets of Aromatherapy》, 김영설·박영배 공역(해냄, 2009)

-임희야,《아로마테라피 실용》(일진사, 2012)

-김연주,《아로마테라피》(군자출판사, 2018)

-일본 아로마테라피 학회편,《아로마테라피 표준 텍스트 기초편》(마루젠출판)

-일본 아로마테라피 학회편,《아로마테라피 표준 텍스트 임상편》(마루젠출판)

-오노다 노리히코,《뇌와 냄새-후각의 신경과학》(쿄리츠출판)

-모로 켄시쿠,《뇌 속의 냄새지도》(PHP사이언스)

-콘도 다카시,《정유의 향과 뇌혈성 변화》(일본아로마테라피학회지, 2004)

-시오다 세이지, 짐보 다이키,《아로마테라피와 통증》(페인클리닉, 2012)

-짐보 다이키, 우라카미 카츠야,《고도 알츠하이머병 환자에 대한 아로마테라피의 효과》(일본아로마테라피학회지, 2008)

-코우고 토시아키, 일본아로마테라피학회편《아로마테라피 표준 텍스트 임상편》 67-74페이지(제7장 '소아과'), 아로마테라피학회와 일본아로마케어학회 공동개최 1999년도 학술총회에서의 의사인 타미즈 사토코의 교육 강연,〈아로마테라피와 아토피성 피부염〉등.

-Chiung-Huei Peng, et al. "Supercritical fluid extracts of rosemary leaves exhibit potent anti-inflammation and anti-tumor effects", Bioscience Biotechnology and Biochemistry, 71(9):2223-32, 2007.

-Kensaku Mori, Hiroshi Nagao, Yoshihiro Yoshihara "The olfactory bulb: coding andprocessing of odor molecule information," Science, 286(5440):711-5, 1999.

-Deborah Fellowes, Kelly Barnes, et al. "Aromatherapy and massage for symptom relief in patients with cancer", Cochrane Database Syst. Rev., (2):CD002287, 2004.

-Satoshi Yamazaki, Seiji Shioda, Hiromitsu Nakauchi, et al. "Monmyelinating Schwann cells maintain hematopoietic stem cell hibernation in the bone marrow niche", Cell, 147(5):1147-58, 2011.

향기치료

좋은 향을 맡으면 좋은 기억이 떠오른다

2023년 8월 25일 1판1쇄 발행

지은이   이주관
펴낸이   최봉규

북코디   밥순갈(최수영)
북디자인   이오디자인
교정교열   주항아
표지디자인   이성자
마케팅   김낙현

펴낸곳   청홍(지상사)
출판등록   1999년 1월 27일 제2017-000074호

주소   서울 용산구 효창원로64길 6(효창동) 일진빌딩 2층
우편번호   04317
전화번호   02)3453-6111 팩시밀리 02)3452-1440
홈페이지   www.cheonghong.com
이메일   jhj-9020@hanmail.net

*잘못 만들어진 책은 구입처에서 교환해 드리며, 책값은 뒤표지에 있습니다.

공복 최고의 약

아오키 아츠시 | 이주관 이진원

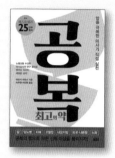

저자는 생활습관병 환자의 치료를 통해 얻은 경험과 지식을 바탕으로 다음과 같은 고민을 하게 되었다. "어떤 식사를 해야 가장 무리 없이, 스트레스를 받지 않으며 질병을 멀리할 수 있을까?" 그 결과, 도달한 답이 '공복'의 힘을 활용하는 방법이었다.

값 14,800원 국판(148*210) 208쪽
ISBN978-89-90116-00-0 2019/11 발행

알츠하이머병 종식을 위한 프로그램

데일 브레드슨 | 권승원 이지은 이한결

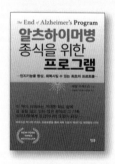

알츠하이머병을 성공적으로 치료할 수 있는 접근하는 방법이 처음으로 개발되었다. 미국 캘리포니대학교 교수인 데일 브레드슨 박사가 개발한 이 프로토콜은 전체론적 접근에 해당한다. 아마존 종합 베스트셀러로 세계 각국에서 번역 출간되었으며, 석학들이 찬사를 보낸 바로 그 책이다.

값 29,000원 신국판(153*225) 416쪽
ISBN979-11-91136-11-1 2022/07 발행

60대와 70대 마음과 몸을 가다듬는 법

와다 히데키(和田秀樹) | 김소영

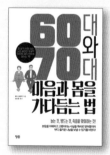

옛날과 달리 70대의 대부분은 아직 인지 기능이 정상이며 걷는 데 문제도 없다. 바꿔 말하면 자립한 생활을 보낼 수 있는 마지막 무대라고도 할 수 있다. 따라서 자신을 똑바로 마주보고 가족과의 관계를 포함하여 80세 이후의 무대를 어떤 식으로 설계할 것인지 생각해야 하는 때다.

값 15,000원 국판(148*210) 251쪽
ISBN979-11-91136-03-6 2021/04 발행